Binge-Eating-Störung

Fortschritte der Psychotherapie
Band 62

Binge-Eating-Störung

Prof. Dr. Brunna Tuschen-Caffier, Prof. Dr. Anja Hilbert

Brunna Tuschen-Caffier
Anja Hilbert

Binge-Eating-Störung

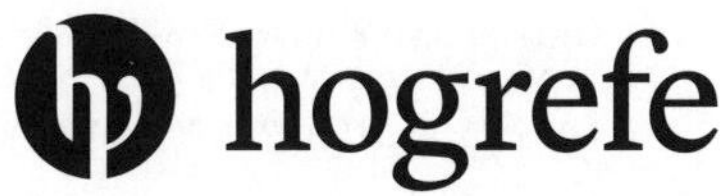

Prof. Dr. Brunna Tuschen-Caffier, seit 2007 Lehrstuhlinhaberin für Klinische Psychologie und Psychotherapie und Leiterin der entsprechenden Abteilung am Institut für Psychologie der Universität Freiburg sowie Leiterin der Psychotherapeutischen Ambulanzen für psychische Störungen des Erwachsenenalters sowie für Kinder, Jugendliche und Familien. Leiterin des Freiburger Ausbildungsinstitutes für Kinder- und Jugendlichenpsychotherapie (Fakip GmbH) und Mitglied im Leitungsgremium des Freiburger Ausbildungsinstitutes für Verhaltenstherapie (FAVT GmbH).

Prof. Dr. Anja Hilbert, seit 2010 Professorin für Klinische Psychologie und Psychotherapie und für Verhaltensmedizin an den Universitäten Fribourg (Schweiz) und Leipzig. Psychologische Leiterin der Ambulanz des Integrierten Forschungs- und Behandlungszentrums AdipositasErkrankungen für Erwachsene und für Kinder und Jugendliche und stellvertretende wissenschaftliche Leiterin dieses Zentrums an der Universität Leipzig. Präsidentin der Eating Disorders Research Society und Vizepräsidentin (ehemalige Präsidentin) der Deutschen Gesellschaft für Essstörungen.

Bibliografische Information der Deutschen Nationalbibliothek

Die Deutsche Nationalbibliothek verzeichnet diese Publikation in der Deutschen Nationalbibliografie; detaillierte bibliografische Daten sind im Internet über http://dnb.dnb.de abrufbar.

Hogrefe Verlag GmbH & Co. KG
Merkelstraße 3
37085 Göttingen
Deutschland
Tel.: +49 551 999 50 0
Fax: +49 551 999 50 111
E-Mail: verlag@hogrefe.de
Internet: www.hogrefe.de

Satz: Mediengestaltung Meike Cichos, Göttingen
Druck: Media-Print Informationstechnologie GmbH, Paderborn
Printed in Germany
Auf säurefreiem Papier gedruckt

1. Auflage 2016

(E-Book-ISBN [PDF] 978-3-8409-2058-5; E-Book-ISBN [EPUB] 978-3-8444-2058-6)
ISBN 978-3-8017-2058-2
http://doi.org/10.1026/02058-000

Inhaltsverzeichnis

Einführung

In der aktuellen Fassung des Klassifikationssystems für psychische Störungen (DSM-5) ist die Binge-Eating-Störung innerhalb der Gruppe der Fütter- und Essstörungen als eigenständige Diagnose aufgenommen worden. Grund dafür waren empirische Befunde, die gezeigt haben, dass die Binge-Eating-Störung eine abgrenzbare psychische Störung von Krankheitswert ist, für die eine speziell auf die Störung abgestimmte Behandlung erforderlich ist. Kernsymptom der Störung sind wiederkehrende Essanfälle, die durch verschiedene Faktoren ausgelöst werden können (z. B. interpersonelle Konflikte, negative Stimmungen, Sorgen und Grübeln um Figur und Gewicht). Im Unterschied zu der Essstörung Bulimia Nervosa setzen Patienten mit einer Binge-Eating-Störung im Anschluss an die Essanfälle in der Regel keine unangemessenen Maßnahmen ein, um einer Gewichtszunahme entgegen zu wirken (z. B. Erbrechen). Zentrale Ziele der Behandlung der Binge-Eating-Störung sind der Auf- bzw. Ausbau normalgesunden Essverhaltens sowie die Veränderung jener Problemkonstellationen, die regelmäßig zu Essanfällen führen (z. B. Sorgen um Figur und Gewicht). Aber auch komorbide Probleme, wie z. B. Übergewicht und Adipositas, sind im Rahmen eines Gesamtbehandlungsplanes zu berücksichtigen.

Die aktuelle Fassung des Klassifikationssystems der Weltgesundheitsorganisation (ICD-10) sieht die Klassifikation der Binge-Eating-Störung lediglich unter der allgemeinen Kategorie der sonstigen Essstörungen (F50.8) vor. Es ist allerdings zu erwarten, dass bei der neuen Fassung des ICD die Binge-Eating-Störung ebenfalls als eigenständige Diagnose vorgesehen sein wird. Im Rahmen dieses Buches stellen wir die Binge-Eating-Störung anhand der Klassifikationskriterien des DSM-5 vor.

Darauffolgend werden wir Befunde zur Epidemiologie, zur Komorbidität und zum Verlauf der BES beschreiben. Den aktuellen Stand zu Faktoren der Entstehung und Aufrechterhaltung der BES werden wir praxisorientiert vorstellen, indem wir diese Informationen in Kapitel 2 in ein allgemeines S-R-C-Problem- und Verhaltensanalyse-Modell einordnen: Wir beginnen mit prädisponierenden Faktoren sowie Faktoren, die die Erstmanifestation der Binge-Eating-Störung erklären können. Diese Faktoren werden bei Fallkonzeptionen in der Regel unter der Makroanalyse des Problemverhaltens abgehandelt. Bei der Mikroanalyse des Problemverhaltens stellen wir – orientiert an allgemeinen S-R-C Modellen – Befunde vor, die nach aktuellem Forschungsstand die Aufrechterhaltung der Binge-Eating-Störung erklären können.

Die Darstellung der ätiologischen und aufrechterhaltenden Faktoren entlang der Zeitachse (prädisponierend, auslösend, aufrechterhaltend) sowie auf der Ebene der Mikroanalyse nach einem zunächst deskriptiv genutzten S-R-C-Problem- und Verhaltensanalysemodell soll den Nutzen von Forschungsbefunden für Fallkonzeptionen und Therapieanträge deutlich machen.

Kapitel 3 beschreibt praxisorientiert das diagnostische Vorgehen und gibt Hinweise darauf, welche Instrumente für die Praxis empfehlenswert sind. In Kapitel 4 geben wir einen Überblick über evidenzbasierte Behandlungszugänge; die Empfehlungen sind orientiert an den S3-Leitlinien zur Diagnostik und Behandlung der Essstörungen, die elektronisch (https://www.awmf.org/leitlinien/detail/ll/051–026.html) und als Buch (Herpertz, Herpertz-Dahlmann, Fichter, Tuschen-Caffier & Zeeck, 2011) zur Verfügung stehen. Die Erstautorin dieses Buches hat in den Leitlinien-Untergruppen zur *Diagnostik*, zur *therapeutischen Beziehung* und zur *Behandlung der Binge-Eating-Störung* mitgearbeitet, sodass insbesondere diese Expertisen in dieses Buchprojekt einfließen konnten.

Entsprechend der Befunde zur evidenzbasierten Psychotherapie kommt der kognitiv-behavioralen Therapie (KVT) nicht zuletzt aufgrund der hohen Anzahl an Studien, die die Wirksamkeit der KVT für die Behandlung der BES belegen, eine besondere Bedeutung zu. Wir werden diesen Behandlungszugang in Kapitel 4 daher detaillierter als andere Behandlungszugänge beschreiben.

Der *expositionsbasierte* Ansatz wurde von der Erstautorin zunächst zur Behandlung der Bulimia Nervosa in Zusammenarbeit mit Irmela Florin entwickelt und evaluiert (Tuschen-Caffier & Florin, 2012; Tuschen-Caffier, Pook & Frank, 2001). Dabei waren auch Kooperationen mit der Christoph-Dornier-Stiftung für Klinische Psychologie (CDS), insbesondere mit Wolfgang Fiegenbaum als Expertem bei der Expositionsbehandlung von Angststörungen, sehr hilfreich.

Angelehnt an den expositionsbasierten Ansatz zur Behandlung der Bulimia Nervosa (Tuschen-Caffier & Florin, 2012) sowie an andere KVT-Ansätze zur Behandlung von Patienten mit Essstörungen, subklinischen Problemen im Essverhalten und Körperbildproblemen wurde federführend von der Zweitautorin eine expositionsbasierte Behandlung für Patienten mit BES adaptiert und im Format einer Gruppentherapie entwickelt sowie evaluiert (Hilbert & Tuschen-Caffier, 2004). Aufbauend auf weiteren Erfahrungen mit dem Behandlungsansatz wurde das Vorgehen als Manual veröffentlicht (Hilbert & Tuschen-Caffier, 2010), das sowohl für einen einzel- als auch gruppentherapeutischen Behandlungszugang zahlreiche Anregungen bietet und aktuell in einer vom BMBF geförderten Multi-Center-Studie an einer großen Stichprobe von Patienten mit der Diagnose einer Binge-Eating-Störung im Einzeltherapieformat evaluiert wird (de Zwaan et al., 2012).

Die Empfehlungen zum Vorgehen bei unserem *expositionsbasierten Ansatz* der kognitiv-behavioralen Therapie der Binge-Eating-Störung sind demnach überwiegend evidenzbasiert, zum Teil basieren sie aber auch lediglich auf klinischen Erfahrungen, die wir in unseren jeweiligen behandlungsorientierten Forschungsprojekten sowie Psychotherapieambulanzen an Patienten mit der Diagnose einer Binge-Eating-Störung in den letzten 15 Jahren sammeln konnten. Diese Empfehlungen müssen zukünftig noch durch systematische Evaluationen abgesichert werden.

Um die Lesbarkeit des Textes zu erleichtern, werden wir im gesamten Text ausschließlich von *Patient* bzw. *Patienten* sowie Therapeut bzw. Therapeuten sprechen, ohne jeweils die grammatikalisch weibliche Form zu nennen. Wir sind uns bewusst, dass dieser Schreibstil nicht den Empfehlungen zu einem geschlechtergerechten Sprachgebrauch entspricht. Andererseits überzeugen uns die Vorschläge zu einem geschlechtergerechten Sprachgebrauch nicht, und wir möchten die Leserschaft weder mit artifiziellen Wortneuschöpfungen konfrontieren, noch möchten wir ihr die doppelte Nennung von Begriffen zumuten.

Bedanken möchten wir uns bei Jennifer Svaldi, Universität Tübingen, für wertvolle inhaltliche Rückmeldungen. Christoph Breuninger, Gloria Metzner, Laura Plempe und Johanna Schäfer, alle Universität Freiburg, haben uns dankenswerterweise bei der formalen Gestaltung des Buches unterstützt. Das vorliegende Buch baut – wie bereits oben dargestellt – auf umfangreichen Vorarbeiten auf; insbesondere wird in weiten Teilen des Buches auf das Manual zur kognitiv-behavioralen Therapie der Binge-Eating-Störung eingegangen (Hilbert & Tuschen-Caffier, 2010) und es haben Rückmeldungen zum Text von Anja Hilbert Berücksichtigung gefunden. Verfasst wurde das Buch von Brunna Tuschen-Caffier.

Freiburg und Leipzig, März 2016

Brunna Tuschen-Caffier und Anja Hilbert

1 Beschreibung der Binge-Eating-Störung (BES)

1.1 Symptomatik und Klassifikation

Fallbeispiel: Markus L.

Markus L. berichtet im Erstgespräch, dass er seit sechs Jahren immer wieder Essanfälle habe, die anfangs nur gelegentlich aufgetreten seien, inzwischen aber mit ziemlicher Regelmäßigkeit auftreten würden. Er fühle sich inzwischen regelrecht beherrscht vom Essen. Jeden Tag nehme er sich vor, das Essen in den Griff zu bekommen, aber dann sei er doch wieder schwach und lasse sich vom Essen beherrschen. Das habe nichts mit Genießen zu tun, er fühle sich getrieben, alles aufzuessen, was im Kühlschrank sei. Abends sei es besonders schlimm: Wenn er von der Arbeit komme, sei das Essen die beste Möglichkeit für ihn, sich von dem ganzen Stress des Tages abzulenken und sich zu entspannen. Er stopfe dann alles in sich hinein, was er an Essbarem finde. Er schäme sich dafür, könne das aber nicht abstellen. Auch fühle er sich unwohl, weil er in den letzten Jahren deutlich an Gewicht zugenommen habe. Er sei immer ein bisschen „pummelig" gewesen, aber jetzt sei er wirklich schwer übergewichtig und fühle sich träge und schwer.

Das Fallbeispiel macht bereits wichtige Symptome der Binge-Eating-Störung (BES) deutlich. So berichtet der Patient Markus L. über Essanfälle, die mit dem Erleben von Kontrollverlust (er fühlt sich machtlos, mit dem Essen aufzuhören) und mit Schamgefühlen einhergehen. Für die Diagnose einer BES nach DSM-5 müssen die folgenden Kriterien erfüllt sein:

Binge-Eating-Störung (BES) als eigenständige Störung im DSM-5

Diagnostische Kriterien der Binge-Eating-Störung nach DSM-5
(Abdruck erfolgt mit Genehmigung aus der deutschen Ausgabe des Diagnostic and Statistical Manual of Mental Disorders, Fifth Edition © 2013, Dt. Ausgabe: © 2015, American Psychiatric Association. Alle Rechte vorbehalten)

A. Wiederholte Episoden von Essanfällen. Ein Essanfall ist durch die folgenden beiden Merkmale gekennzeichnet:
   1. Verzehr einer Nahrungsmenge in einem bestimmten Zeitraum (z.B. innerhalb eines Zeitraums von 2 Stunden), wobei diese Nahrungsmenge erheblich größer ist als die Menge, die die meisten Menschen in einem vergleichbaren Zeitraum unter vergleichbaren Bedingungen essen würden.

2. Das Gefühl, während der Episode die Kontrolle über das Essverhalten zu verlieren (z. B. das Gefühl, nicht mit dem Essen aufhören zu können oder keine Kontrolle über Art und Menge der Nahrung zu haben).

Essanfälle mit Erleben von Kontrollverlust

B. Die Essanfälle treten gemeinsam mit mindestens drei der folgenden Symptome auf:
1. Wesentlich schneller essen als normal.
2. Essen bis zu einem unangenehmen Völlegefühl.
3. Essen großer Nahrungsmengen, wenn man sich körperlich nicht hungrig fühlt.
4. Alleine essen aus Scham über die Menge, die man isst.
5. Ekelgefühle gegenüber sich selbst, Deprimiertheit oder große Schuldgefühle nach dem übermäßigen Essen.

C. Es besteht deutlicher Leidensdruck wegen der Essanfälle.

D. Die Essanfälle treten im Durchschnitt mindestens einmal pro Woche über einen Zeitraum von 3 Monaten auf.

E. Die Essanfälle treten nicht gemeinsam mit wiederholten unangemessenen kompensatorischen Maßnahmen wie bei der Bulimia Nervosa und nicht ausschließlich im Verlauf einer Bulimia Nervosa oder Anorexia Nervosa auf.

Bestimme, ob:

Teilremittiert: Nachdem zuvor alle Kriterien einer Binge-Eating-Störung erfüllt waren, treten die Essanfälle seit einem längeren Zeitraum durchschnittlich seltener als einmal pro Woche auf.

Vollremittiert: Nachdem zuvor alle Kriterien einer Binge-Eating-Störung erfüllt waren, tritt keines der Kriterien seit einem längeren Zeitraum auf.

Bestimme den aktuellen Schweregrad:

Die minimale Ausprägung des Schweregrades wird über die Häufigkeit der Essanfälle bestimmt (siehe unten). Der Schweregrad kann höher angesetzt werden, um andere Symptome und den Grad der funktionellen Beeinträchtigung zu verdeutlichen.

Leicht: 1 bis 3 Essanfälle pro Woche.
Mittel: 4 bis 7 Essanfälle pro Woche.
Schwer: 8 bis 13 Essanfälle pro Woche.
Extrem: 14 oder mehr Essanfälle pro Woche.

1.2 Differenzialdiagnose

Differenzialdiagnostisch ist die BES nach DSM-5 insbesondere von Adipositas sowie folgenden psychischen Störungen bzw. Persönlichkeitsstörungen abzugrenzen: *Bulimia Nervosa, bipolare* und *depressive Störungen* sowie von der *Borderlinepersönlichkeitsstörung*.

BES ist abzugrenzen von Adipositas

BES versus Adipositas. Die BES geht zwar häufig mit Übergewicht bzw. Adipositas einher, aber es handelt sich um distinkte Probleme: die BES ist eine psychische Störung, während Übergewicht und Adipositas Gesundheitsstörungen, aber keine psychischen Störungen sind; Übergewicht und Adipositas können assoziiert mit psychischen Störungen (z. B. der BES, depressiven Störungen) auftreten. Für die Differenzialdiagnose ist das Ausmaß der Überbewertung von Figur und Gewicht von Bedeutung. So haben *Figur und Gewicht* für übergewichtige (oder adipöse) Personen, die gleichzeitig an einer BES leiden, eine deutlich größere Bedeutung als für Menschen, die zwar übergewichtig oder adipös sind, aber keine BES haben. Des Weiteren ist die BES mit einer höheren Rate an komorbiden psychischen Störungen verbunden als Übergewicht bzw. Adipositas ohne BES (Munsch & Hilbert, 2015).

BES versus Bulimia Nervosa

BES versus Bulimia Nervosa. Das klinische Erscheinungsbild der BES unterscheidet sich von der BN vor allem darin, dass Patienten mit BES im Unterschied zu Patienten mit einer Bulimia Nervosa keine oder kaum unangemessene Maßnahmen zur Kontrolle des Körpergewichtes einsetzen (z. B. exzessives Sporttreiben, gezügelter Essstil, Erbrechen, Laxantienabusus). Es kann allerdings vorkommen, dass Patienten mit BES gelegentlich Diäthalten bzw. einen moderat gezügelten Essstil zeigen. Die Bulimia Nervosa und die BES unterscheiden sich auch in Bezug auf die Behandlungserfolge: die BES weist in der Regel bessere Behandlungserfolge auf als die Bulimia Nervosa.

BES versus affektive Störungen

BES versus bipolare und depressive Störungen. Die Steigerung des Appetits sowie Gewichtszunahmen zählen zu einigen der Klassifikationskriterien für eine *Major Depression* sowie zu den atypischen Merkmalen für depressive und bipolare Störungen. Gesteigertes Essverhalten kann auch im Kontext einer Major Depression mit Gefühlen des Kontrollverlustes einhergehen. Es sind alle Klassifikationskriterien der BES und der Major Depression abzuklären. Sind alle Kriterien erfüllt, können beide Diagnosen vergeben werden. Gleiches gilt für die bipolaren und für andere depressive Störungen.

BES versus Borderline-Persönlichkeitsstörung

BES versus Borderline-Persönlichkeitsstörung. Essanfälle können auch im Rahmen einer Borderline-Persönlichkeitsstörung als ein Beispiel für das Klassifikationskriterium *Impulsivität* vorkommen. Es ist zu empfehlen, systematisch die Kriterien beider Störungsbereiche abzufragen. Beim Vorliegen der Diagnosekriterien für beide Störungen wird die Diagnose der BES sowie der Borderline-Persönlichkeitsstörung vergeben.

1.3 Epidemiologie

Ersterkrankung im frühen Erwachsenenalter

Aktuelle Daten aus dem *Mental Health Survey* der Weltgesundheitsorganisation weisen auf eine Lebenszeitprävalenz von ca. 1.9 % für die BES hin (Kessler et al., 2013). Das Ersterkrankungsalter liegt im Durchschnitt bei 23.3 Jahren. Das Verhältnis von weiblichen und männlichen Betroffenen ist bei der BES ausgewogener als bei anderen Essstörungen und liegt in etwa bei einem Verhältnis 3:2 mit etwas höheren Prävalenzzahlen bei Frauen im Vergleich zu Männern. In Bezug auf zentrale psychopathologische Merkmale (z. B. Störungsverlauf) zeigen sich keine bedeutsamen Unterschiede zwischen weiblichen und männlichen Personen mit einer BES.

1.4 Komorbidität

Komorbide psychische Störungen kommen häufig vor

Rund 80 % der Patienten mit BES leiden zusätzlich zur BES komorbid an anderen psychischen Problemen bzw. Störungen (Kessler et al., 2013). Dabei stehen vor allem affektive Störungen, insbesondere unipolare Depression, Dysthymie, bipolare Störungen sowie Angststörungen im Vordergrund. Des Weiteren haben Patienten mit der Diagnose einer BES häufig Gewichtsprobleme im Sinne von Übergewicht oder Adipositas. Auch leiden Patienten mit BES nicht selten an körperlichen Erkrankungen wie Magengeschwüren oder Bluthochdruck, die im Zusammenhang mit dem Übergewicht bzw. der Adipositas stehen können. Zudem berichten die an einer BES leidenden Personen über deutliche Einschränkungen in ihrer Lebensqualität.

1.5 Verlauf und Prognose

Eine prospektive Längsschnittstudie über einen Zeitraum von sechs Monaten deutet auf einen Krankheitsverlauf bei der BES hin, der auch Phasen partieller Remission einschließen kann (Cachelin et al., 1999). Im Hinblick auf den langfristigen Verlauf der unbehandelten BES zeigte sich, dass die Diagnose einer BES (DSM-IV) über einen 5-Jahres-Zeitraum hinweg mit einer vergleichsweise hohen Remissionsrate assoziiert war: So litten nach 5 Jahren nur noch 18 % der Personen an einer BES oder an einer anderen Essstörung (Fairburn, Cooper, Doll, Norman & O'Connor, 2000). Allerdings sind die Merkmale der Studienteilnehmer, z. B. im Hinblick auf die Dauer der Störung, nicht unbedingt vergleichbar mit klinischen Stichproben in der psychotherapeutischen Versorgung, sodass nicht generell bei der BES von einer hohen spontanen Remissionsrate auszugehen ist.

Moderate bis gute Heilungschancen durch Psychotherapie

Des Weiteren zeigt sich im Hinblick auf den behandelten Verlauf der BES, dass im Verlauf von vier Jahren rund 64 % bis 82 % der Patienten mit BES keine Essstörung mehr hatten (Agras, Crow, Mitchell, Halmi & Bryson, 2009; Hilbert et al., 2012). Die Befunde deuten darauf hin, dass sich moderate bis gute Chancen für einen erfolgreichen Verlauf der behandelten BES ergeben.

2 Störungswissen und Erklärungsmodelle

Wir werden im Folgenden die Befunde der Grundlagenforschung zu Faktoren für die Entstehung und Aufrechterhaltung der BES in ein kognitiv-behaviorales Modell der Fallkonzeption einordnen (vgl. Kapitel 2.2). Dies ist dadurch begründet, dass die kognitiv-behaviorale Therapie bisher die meisten Wirksamkeitsbelege für die Behandlung der BES vorgelegt hat (vgl. Kapitel 4) und daher in den wissenschaftlichen Leitlinien der Fachgesellschaften die Behandlung der BES primär durch kognitiv-behaviorale Methoden empfohlen wird. Des Weiteren möchten wir durch diese Darstellungsform Praktikern die Nutzung der Befunde im Rahmen einer kognitiv-behavioralen Fallkonzeption nahelegen und erleichtern.

Vorangestellt werden Überlegungen zur Ätiologie der BES, wie sie im Rahmen einer interpersonellen Psychotherapie der BES formuliert werden (vgl. Kapitel 2.1). Die Begründung für die Auswahl dieser Fallkonzeption liegt darin, dass die interpersonelle Psychotherapie ebenfalls überzeugende Wirksamkeitsbelege für die Behandlung der BES erzielt hat, wenn auch nicht in dem Umfang wie die kognitiv-behaviorale Therapie (vgl. Kapitel 4).

2.1 Interpersonelle Theorie der BES

Essanfälle als interpersoneller Problemlöseversuch

Die interpersonelle Psychotherapie (IPT) wurde zunächst für die Akutbehandlung unipolar-depressiver Episoden entwickelt und dann auf andere psychische Störungen, u. a. die BES übertragen. Eine Fallkonzeption der BES im Rahmen einer interpersonellen Theorie fokussiert auf interpersonelle Probleme als Auslöse- und Aufrechterhaltungsfaktoren der BES. So gehen Wilfley, Pike und Striegel-Moore (1997) in ihrem *interpersonellen Erklärungsmodell* der BES davon aus, dass *individuelle Faktoren* der BES – wie das Diäthalten oder ein gezügelter Essstil – in Wechselwirkung mit *interpersonellen Faktoren* (z. B. Familienprobleme wie psychische Erkrankungen der Eltern, ein hohes Ausmaß an Kritik, Missbrauchserfahrungen, Störungen in der Mutter-Kind-Beziehung) zur Entwicklung eines *vulnerablen Selbst* führen (z. B. zu einem geringen Selbstwert). Dieses *vulnerable Selbst* soll mit interpersonellen Problemen und Schwierigkeiten in der Affektregulation assoziiert sein. Die Essanfälle im Rahmen der BES werden als Versuch verstanden, interpersonelle Probleme zu bewältigen. Ebenso wird davon ausgegangen, dass Essstörungen im Kontext interpersoneller Probleme konzeptualisiert werden können, weil Patienten mit einer Essstörung auch über interpersonelle Probleme berichten und die Essstörung umgekehrt auch Einfluss auf die Entwicklung interpersoneller Kompetenz nehmen könnte. Zudem wird vermutet, dass interpersonelle Probleme zur Beeinträchtigung des Selbstwertgefühls beitragen können, wodurch sich wiederum die Essstörung verschlimmern könnte.

Insgesamt sind die Überlegungen zur Ätiologie der BES aus der Perspektive der IPT recht vage und allgemein gehalten sowie bisher wenig evidenzbasiert, sodass von einer überzeugenden wissenschaftlichen Theorie zur Ätiologie und Aufrechterhaltung der BES aus Sicht der interpersonellen Theorie derzeit noch nicht ausgegangen werden kann. Demgegenüber ist die Wirksamkeit der Behandlung im Sinne der IPT bei der BES bereits durch eine Reihe von Studien belegt (Hilbert, 2015).

2.2 Kognitiv-behaviorale Theorie der BES

Multifaktorielle Bedingung der BES

Grundannahme eines kognitiv-behavioralen Modells der BES ist, dass die BES multifaktoriell bedingt ist, also auf die *individuelle Person* bezogene Faktoren *(psychische, biologische, verhaltensbezogene Faktoren)*, *umweltbezogene Faktoren* sowie die Wechselwirkung der verschiedenen Faktoren für die Ätiologie und Aufrechterhaltung der BES von Bedeutung sind. Die Berücksichtigung von *individuellen* und *umweltbezogenen* Faktoren im Rahmen von Problem- und Verhaltensanalyse-Modellen zur Erklärung der BES ist nicht immer eindeutig; so können externe, also umweltbezogene Faktoren, nicht per se verhaltenswirksam werden. Dies geschieht stattdessen nur vermittelt über die Art der Wahrnehmung bzw. über die kognitiv-affektive Repräsentation der externen Faktoren. Im Unterschied dazu können interne Faktoren das Verhalten auch dann steuern, wenn sich dafür kein Pendant auf Seiten der externen Faktoren finden lässt (z. B. Erinnerungen, Sorgen, Vorstellungsbilder als Auslöser von Essanfällen, u. U. vermittelt über negative Gefühle).

Da es diagnostisch und therapeutisch durchaus wichtig ist zu erfahren, welche Umweltbedingungen zur Auslösung des Symptomverhaltens bei der BES führen, werden wir trotz der genannten konzeptuellen Schwächen an der Unterscheidung zwischen externen und internen Faktoren bzw. individuellen und umweltbezogenen Faktoren zur Erklärung der BES-Symptomatik festhalten.

Prädisponierende, auslösende und aufrechterhaltende Bedingungen

Des Weiteren wird in verhaltenstheoretischen Lernmodellen im Allgemeinen, sowie im Speziellen im Hinblick auf die Ätiologie von Essstörungen unterschieden zwischen *prädisponierenden, auslösenden* und *aufrechterhaltenden Bedingungen* (z. B. Tuschen-Caffier, 2008). Die Einteilung der Bedingungsfaktoren entlang der Zeitachse (prädisponierend, auslösend, aufrechterhaltend) werden wir beibehalten, um den Stand der Forschung zur Ätiologie der BES vorzustellen und zu systematisieren, auch wenn sich die Faktoren inhaltlich zum Teil überlappen können, z. B. wenn Faktoren sowohl für die Erstmanifestation als auch die Aufrechterhaltung der BES von Bedeutung sind.

Psychische, biologische und verhaltensbezogene Faktoren

Wir denken, dass die Systematisierung der Forschungsbefunde entlang der Zeitachse hilfreich sein wird bei der Erstellung von Fallkonzeptionen (z. B. im Rahmen von Anträgen an die Krankenkassen), in denen einzugehen ist auf die *Entstehungsgeschichte* (Prädisposition, Erstmanifestation) und die Bedingungsanalyse zur *Aufrechterhaltung* der Essstörung. Jeweils sind zudem sowohl Faktoren bezogen auf den Patienten (psychische, biologische, verhaltensbezogene Faktoren) als auch bezogen auf *Umweltfaktoren* für die Fallkonzeption zu berücksichtigen.

Umweltfaktoren

Forschungsstudien zur Ätiologie von Essstörungen orientieren sich zumeist an einer Konzeption von Risikofaktoren, derzufolge ein Risikofaktor der Störung zeitlich eindeutig vorausgehen muss, um als Risikofaktor für die *Entstehung* einer psychischen Störung aufgefasst werden zu können. Mit Blick auf die Praxisrelevanz für klinisch-psychologische Fallkonzeptionen der BES (z. B. im Rahmen von Anträgen an die Krankenkassen) werden wir im Folgenden nicht nur Befunde zu Risikofaktoren im engeren Sinn (also als zeitlich eindeutig der Störung vorausgehende Faktoren) berichten, sondern wir werden auch auf Faktoren eingehen, die mit der Störung einhergehen bzw. die Störung wahrscheinlich aufrechterhalten, aber damit keine echten Risikofaktoren sind.

Variable Risikofaktoren sind potenziell therapeutisch veränderbar

Auch wird in der Literatur unterschieden zwischen *stabilen* (z. B. Geschlecht) und *variablen* Risikofaktoren (z. B. emotionale Reaktionen auf Stress). Für die therapeutische Praxis sind insbesondere *variable Risikofaktoren* von Bedeutung, da sie durch psychotherapeutische Interventionen veränderbar sind; wir werden uns daher vor allem auf variable Risikofaktoren beziehen.

Allgemeine versus störungstypische Risikofaktoren

Darüber hinaus wird in der Forschung zu Essstörungen unterschieden zwischen *allgemeinen Risikofaktoren* und *störungstypischen Risikofaktoren:* allgemeine Risikofaktoren (z. B. sexueller und körperlicher Missbrauch; Selbstwertprobleme) erhöhen die Vulnerabilität für unterschiedliche psychische Störungen, sind aber nicht störungstypisch für die Entstehung einer spezifischen psychischen Störung wie der BES oder einer Gruppe von psychischen Störungen wie den Essstörungen. Im Unterschied dazu sind störungstypische Faktoren wahrscheinlich vor allem für die Entstehung einer bestimmten psychischen Störung, z. B. BES, oder einer Gruppe von psychischen Störungen (z. B. Essstörungen) von Bedeutung (z. B. Diäthalten). Wir werden den Fokus auf störungstypische Faktoren der BES richten. Dennoch werden wir auch über einige der allgemeinen Faktoren berichten, die für die Entstehung, Auslösung oder Aufrechterhaltung psychischer Störungen im Allgemeinen relevant sind, da diese Faktoren für die Fallkonzeption der BES in der klinisch-psychotherapeutischen Praxis von Bedeutung sind (z. B. Selbstwertprobleme).

Aufrechterhaltung der BES

Bei der Analyse der *Aufrechterhaltung* der BES orientieren wir uns an allgemeinen Modellen zur Problem- und Verhaltensanalyse und werden aufzeigen, wie Forschungsbefunde für die konkrete Fallkonzeption genutzt werden können. Die Aufrechterhaltung der BES (sogenannte horizontale Problem- und Verhaltensanalyse) wird im Zusammenhang mit den lebensgeschichtlich relevanten Faktoren (Pädispositionen; vertikale Problem- und Verhaltensanalyse) plausibel.

2.2.1 Prädisponierende Faktoren

Prädisponierende Faktoren bezeichnen lebensgeschichtlich weiter zurückliegende Bedingungen, die relevanten Einfluss auf die Entstehung einer psychischen Störung, also in diesem Fall der BES, haben. Mitgemeint sind auch Faktoren, die vor der Geburt (z. B. genetische Faktoren) oder während der Geburt vorlagen, sofern sie von Bedeutung für den Verlauf der BES sind.

Individuelle Faktoren als lebensgeschichtlich weiter zurückliegende Entstehungsbedingungen der Binge-Eating-Störung

Erblichkeit

Erblichkeit. Nach den bisher vorliegenden wenigen Studien zur Erblichkeit der BES können genetische Faktoren an der Entstehung der BES mitbeteiligt sein. So kann das familiär gehäufte Auftreten der BES als Hinweis darauf gewertet werden, dass genetische Faktoren möglicherweise additiv zu anderen individuellen Faktoren sowie zu Umweltfaktoren an der Entstehung bzw. Aufrechterhaltung der BES beteiligt sind (DSM-5). Allerdings sind auch andere Erklärungen dafür denkbar (z. B. Modelllernen). In der Anamnese sollte demnach danach gefragt werden, ob andere Familienangehörige ebenfalls an Essstörungen erkrankt sind oder waren. Ob eine familiale Häufung der BES erblich oder durch Lernmechanismen oder durch beides vermittelt ist, lässt sich im Einzelfall nicht bestimmen. Für die Fallkonzeption ist der Bezug auf Wechselwirkungen zwischen erblicher Veranlagung und Lernmechanismen zumeist hilfreich.

Biologische Faktoren

Andere biologische Faktoren. Befunde, die mit funktioneller Bildgebung gewonnen wurden, deuten bei Patienten mit BES auf einen im Vergleich zu Personen ohne BES reduzierten Serotoninspiegel im Gehirn hin, was mit einem ausgeprägten Hungergefühl und vermehrter Nahrungsaufnahme assoziiert sein könnte (Kuikka et al., 2001). Darüber hinaus zeigen sich aber bei der BES kaum bedeutsame Veränderungen in biologischen Prozessen, wie z.B. dem Grundumsatz, Stoffwechselprozessen (z.B. Insulin, Thyroidhormone) oder neuroaktiven Steroidhormomen, die für das Essverhalten relevant sein können. Das Fehlen bedeutsamer biologischer Veränderungen im Verlauf der BES kann damit zusammenhängen, dass Patienten mit BES, im Unterschied zu Patienten mit einer Anorexia Nervosa oder Bulimia Nervosa, nicht systematisch Diät halten oder systematisch andere Strategien der Gewichtskontrolle (z.B. Erbrechen) einsetzen, die bekanntlich mit entsprechenden biologischen Folgeproblemen verbunden sind (z.B. Absenken des Grundumsatzes infolge von gezügeltem Essen bzw. Diäthalten).

Adipositas im Kindesalter

Adipositas im Kindesalter. Retrospektiv erhobene Befunde an Patienten mit BES im Vergleich zu Personen mit anderen Essstörungen, anderen psychischen Störungen sowie im Vergleich zu Personen ohne psychische Störungen deuten darauf hin, dass Übergewicht bzw. Adipositas im Kindesalter ein für die BES relevanter Prädiktor zu sein scheint (Hilbert et al., 2014).

Probleme mit Selbstregulation, z.B. Impulskontrolle

Probleme im Bereich exekutiver Funktionen. Mit *exekutiven Funktionen* sind höhere kognitive Prozesse gemeint wie z.B. das Entscheidungsverhalten, die Impulskontrolle, die Handlungsplanung. Letztlich dienen diese psychischen Funktionen der *Selbstregulation.* Menschen, die an einer BES leiden, berichten in retrospektiven Befragungen im Vorfeld der BES im Vergleich zu Personen mit anderen Essstörungen sowie Personen ohne psychische Störung über mehr Probleme im Bereich der Handlungskontrolle bzw. Selbstregulation (z.B. Impulsivität) assoziiert mit Problemen wie ungewollte Schwangerschaften, Substanzmittelmissbrauch (Kittel, Brauhardt & Hilbert, 2015).

Umweltfaktoren als lebensgeschichtlich weiter zurückliegende Entstehungsbedingungen der Binge-Eating-Störung

Sexueller und körperlicher Missbrauch

Sexueller und körperlicher Missbrauch. Retrospektive Befragungen zeigen, dass Patienten mit der Diagnose einer BES im Vergleich zu Personen ohne Diagnose einer psychischen Störung häufiger über sexuelle und körperliche Missbrauchserfahrungen berichten. Im Vergleich zu Menschen mit anderen psychischen Störungen berichten sie dagegen in der Regel über ein vergleichbares Ausmaß an Missbrauchserfahrungen (z.B. Fairburn et al., 1998). Es ist daher einerseits davon auszugehen, dass sexueller und körperlicher Missbrauch im Kindes- und Jugendalter ein Vulnerabilitätsfaktor für verschiedene psychische Störungen und somit kein störungstypischer Faktor ausschließlich für die BES ist.

Andererseits ist nicht bei allen psychischen Störungen die Relevanz des Risikofaktors sexueller Missbrauch gegeben. So zeigte sich, dass sexuelle Missbrauchserfahrungen häufiger von Personen mit BES und Bulimia Nervosa als von Personen mit Anorexia Nervosa berichtet wurden. Körperliche Missbrauchserfahrungen wurden dagegen von Personen mit irgendeiner der drei Essstörungen häufiger erinnert als von Personen ohne psychische Störungen (Hilbert et al., 2014).

Essprobleme in der Familie

Familiäre Transmission von Essproblemen. Prospektive Längsschnittstudien zu familiären Faktoren der Entstehung von Essanfällen und auffälligem Essverhalten zeigen, dass *Probleme der Mutter mit dem Essen* (z. B. bulimische Symptome) sowie *elterliches Übergewicht* Auffälligkeiten im Essverhalten (heimliches Essen) des Kindes vorhersagt. Heimliches Essen des Kindes könnte demnach im Zusammenhang mit Gewichtsproblemen (Übergewicht) der Eltern auf einen restriktiven Erziehungsstil der Eltern gegenüber dem Essverhalten des Kindes hindeuten (z. B. Verbote, zu viel zu essen oder kalorienreiche Nahrung zu essen).

Auch in einer retrospektiven Interviewstudie ergeben sich Hinweise auf familiäre Faktoren der Entstehung von Problemen mit dem Essen: So berichteten Patienten mit BES ebenso wie Patienten mit einer Bulimia Nervosa über bulimisches Essverhalten in ihren Familien (Hilbert et al., 2014). Zudem berichteten Personen mit irgendeiner der drei Essstörungen im Vergleich zu Personen ohne psychische Störungen generell über mehr Auffälligkeiten im Essverhalten der Familie wie zum Beispiel Diäten oder Überessen.

Merke:

Folgende lebensgeschichtlich weiter zurückliegende Faktoren scheinen für die Entstehung der BES bedeutsam zu sein:

Individuelle Faktoren:
- Genetische Faktoren
- Adipositas im Kindes- und Jugendalter

Umweltfaktoren:
- Elterliches Übergewicht
- Elterliche bzw. familiäre Essprobleme
- Restriktiver Erziehungsstil in Bezug auf das Ernährungsverhalten
- Sexueller und körperlicher Missbrauch

2.2.2 Auslösende Faktoren

Studienbefunde deuten darauf hin, dass dem ersten Auftreten einer BES (Erstmanifestation oder Auslösefaktoren der BES) möglicherweise eine

Reihe von Belastungen (z.B. familiäre Veränderungen) vorausgegangen sind, die zum ersten Auftreten der BES beigetragen haben können.

Individuelle Faktoren im Kontext der Erstmanifestation der Binge-Eating-Störung

Sorgen um Figur und Gewicht

Sorgen um Figur und Gewicht. Prospektive Längsschnittstudien zeigen, dass Körperbildprobleme wie *Sorgen um Figur und Gewicht* oder die *Unzufriedenheit mit dem Körper* das Auftreten von Essstörungssymptomen bis hin zum Vollbild einer Essstörung vorhersagen und demnach für die Ausbildung von Essstörungen relevant sind. Die Bedeutung von negativen Einstellungen und Gefühlen gegenüber der Figur und dem Gewicht hat sich zum Beispiel in einer prospektiven Längsschnittstudie an 496 Mädchen (im Alter von ca. 13 Jahren) über einen Zeitraum von 8 Jahren bestätigt (Stice et al., 2011): Mädchen mit hoher Ausprägung von Unzufriedenheit gegenüber ihrem Körper hatten gegenüber Mädchen mit niedriger Ausprägung der Unzufriedenheit gegenüber ihrem Körper ein vierfach erhöhtes Risiko (26% vs. 6%), im Verlauf von acht Jahren (also mit ca. 21 Jahren) eine Essstörung, u. a. eine BES, zu entwickeln. Die Wahrscheinlichkeit für die Entwicklung einer Essstörung wurde weiter erhöht, wenn neben der Unzufriedenheit mit dem Körper zusätzlich depressive Reaktionen vorlagen.

Selbstwertprobleme

Selbstwertprobleme. Essstörungen, u.a. die BES, werden in verschiedenen theoretischen Modellen auf der Basis empirischer Befunde mit einem geringen Selbstwertgefühl als Faktor zur Entstehung der Symptomatik in Verbindung gebracht. Die meisten Befunde sind retrospektiv oder korrelativ und erlauben daher keine gesicherten Aussagen zur Rolle von Selbstwertproblemen bei der Erstmanifestation der BES. In einer der wenigen prospektiven Längsschnittstudien wurden Selbstwertprobleme bezogen auf einen Zeitraum von zwei Jahren (neben anderen Faktoren) als Prädiktor für Essanfälle identifiziert (Stice, Presnell & Spangler, 2002). Allerdings ist mit dem Auftreten von Essanfällen als subklinischem Symptom noch nicht belegt, dass Selbstwertprobleme auch zur BES führen. Vermutlich spielen Selbstwertprobleme im Vorfeld der BES eine wichtige Rolle, auch wenn noch nicht hinreichend geklärt ist, ob Selbstwertprobleme der BES tatsächlich vorausgehen.

Aus experimentellen Studien ergeben sich aber bereits deutliche Hinweise darauf, dass Beeinträchtigungen im Selbstwerterleben zum Anstieg von Körperunzufriedenheit im vorklinischen Bereich bei Frauen mit hoch ausgeprägter Körperunzufriedenheit (Svaldi, Zimmermann & Naumann, 2012) sowie im klinischen Bereich bei Patienten mit BES führen (Naumann, Trentowska & Svaldi, 2015). Die Befunde deuten darauf hin, dass dem Selbstwerterleben bei der Entstehung und wahrscheinlich auch Aufrechterhaltung der Psychopathologie der BES eine bedeutsame Rolle zukommt.

Perfektionismus. Patienten mit BES berichten im Vorfeld der Erstmanifestation der BES über mehr Erfahrungen, die einen Bezug zu perfektionistischen Persönlichkeitszügen nahelegen, als Personen ohne Diagnose einer psychischen Störung. Allerdings ergeben sich im Vergleich zu Patienten mit einer Anorexia Nervosa bei Personen mit BES in geringerem Ausmaß Hinweise auf perfektionistische Persönlichkeitszüge (Hilbert et al., 2014).

Umweltfaktoren im Kontext der Erstmanifestation der Binge-Eating-Störung

Kritische Lebensereignisse

Kritische Lebensereignisse/Stressoren. In retrospektiven Studien wurde anhand von Interviews gezeigt, dass Personen mit BES verglichen mit Personen ohne psychische Störungen *mehr kritische Lebensereignisse erinnern*, die sich im Vorfeld der BES ereignet haben. So erinnerten sich Personen mit einer BES häufiger an Veränderungen in Beziehungen (z. B. Trennung), an Stress am Arbeitsplatz, Streit in ihrer Herkunftsfamilie, Substanzmittelabhängigkeit der Eltern und Erziehungsprobleme ihrer Eltern als gesunde Personen (Hilbert et al., 2014). Aber verglichen mit Personen, die an anderen psychischen Störungen oder an anderen Essstörungen litten, zeigten sich überwiegend keine Gruppenunterschiede im Hinblick auf Art und Häufigkeit erinnerter kritischer Lebensereignisse. Demnach erinnern Menschen, die an psychischen Störungen erkrankt sind, generell mehr kritische Lebensereignisse, die sich vor Beginn ihrer Erkrankung ereignet haben (sollen), als Menschen ohne psychische Störungen. Kritische Lebensereignisse können demnach als retrospektive Korrelate psychischer Störungen aufgefasst werden.

Zudem erinnerten sich Personen mit einer BES an mehr *Veränderungen in der Familienstruktur* (z. B. Auszug eines Familienmitgliedes) und an mehr *kritische Kommentare anderer bzgl. ihrer Figur bzw. ihrem Gewicht* als Personen mit anderen psychischen Störungen. Diese Faktoren könnten demnach ggf. störungstypisch für die BES sein. Es muss aber bedacht werden, dass es sich trotz der systematischen Interview-Methodik um retrospektive Berichte handelt, die subjektiven Verzerrungen (z. B. selektives Gedächtnis) im Zusammenhang mit der Symptomatik (z. B. Körperbildprobleme, Depression) unterliegen können. So ist z. B. denkbar, dass Personen mit BES aufgrund von Körperbildproblemen mehr kritische Kommentare gegenüber Figur und Gewicht erinnern als andere Personen, obwohl die Basisrate sich ggf. nicht unterschieden hat. Um demnach die genannten Faktoren als störungstypische Bedingungsfaktoren der BES auffassen zu können, sind die Befunde durch prospektive Längsschnittstudien abzusichern.

Für die Fallkonzeption im konkreten Einzelfall ist es allerdings sinnvoll, die *Erinnerung* an die genannten Faktoren, z. B. an kritische Kommentare gegenüber Figur und Gewicht, bzw. die *subjektive Wahrnehmung* solcher

Faktoren als störungstypische Korrelate zu berücksichtigen, auch wenn der Realitätsgehalt nicht immer eindeutig belegt ist.

Merke:

Folgende Faktoren scheinen bei der Erstmanifestation der BES, also im Vorfeld des ersten Auftretens der Störung, von Bedeutung zu sein:

Individuelle Faktoren:

- Sorgen um Figur und Gewicht
- Selbstwertprobleme
- Perfektionismus

Umweltfaktoren:

- Kritische Lebensereignisse, Stressoren, z. B. Trennungen, kritische Kommentare gegenüber Figur und Gewicht

2.2.3 Aufrechterhaltende Faktoren

Aufrechterhaltung

Für die Systematisierung der aufrechterhaltenden Faktoren der BES eignet sich die lerntheoretische Verhaltensgleichung (S-R-C) zur Beschreibung und zur funktionalen Analyse des Verhaltens in konkreten Situationen. Das Problemverhalten wird unter Berücksichtigung vorausgehender (S) und nachfolgender Bedingungen (C) analysiert. Die Abkürzung „S" steht für Stimulus und bezeichnet interne und externe Auslösesituationen (Stimuli), auf die hin das Problemverhalten respondent konditioniert sein könnte. Für eine genaue Beschreibung des Problemverhaltens wird unter der Kategorie „R" (Reaktion) das Problemverhalten nach den Kategorien *kognitiv, emotional, physiologisch* und *motorisch* beschrieben. Unter der Kategorie „C" (consequences) werden die Konsequenzen analysiert, die möglicherweise im Sinne einer operanten Konditionierung an der Aufrechterhaltung des Problemverhaltens beteiligt sein könnten.

In Weiterentwicklungen der Verhaltensgleichung war zudem eine Beschreibung der Kontingenzen (K) vorgesehen, also des Verstärkerplanes (z. B. intermittierend), demzufolge die Konsequenzen auf das Problemverhalten folgen. Da sich diese Information in der klinischen Praxis oft nicht valide eruieren lässt, wird diese Analysekategorie in der klinischen Praxis häufig weggelassen.

Des Weiteren wurde die Variable „O" für situationsübergreifende Organismusvariablen (z. B. genetische Basis der BES; Persönlichkeitsmerkmale, kognitiv-affektive Schemata) hinzugefügt, die bei der Problemanalyse das *Verhalten in konkreten Situationen* (horizontale Problemanalyse) vor dem Hintergrund von *situationsübergreifenden Merkmalen* der Person und *biologischen Faktoren* (vertikale Problemanalyse) erklären hilft.

Die situationsübegreifenden Bedingungsfaktoren werden bei der *Makroanalyse der Problemanalyse* als *prädisponierende* und *auslösende Faktoren* berücksichtigt. Da auf diese Faktoren bereits in Kapitel 2.2.1 und 2.2.2 eingegangen wurde, werden wir daher die S-R-C-Verhaltensgleichung hier ohne die „O"-Variable nutzen, um Befunde zur *Aufrechterhaltung* der BES darin einzuordnen. Wir weisen aber darauf hin, dass für Fallkonzeptionen in der klinischen Praxis die Verbindung zwischen horizontaler und vertikaler Problem- und Verhaltensanalyse notwendig ist; dies kann über die Organismusvariable erfolgen.

Verknüpfung von horizontaler und vertikaler Problemanalyse über die Organismusvariable

Die Deskription der Symptomatik der BES innerhalb der S-R-C-Verhaltensgleichung folgt bei der Variablen R (für Reaktion) den gängigen Kategorien der verschiedenen Ebenen, denen zufolge sich die Symptomatik nach lernpsychologischer Perspektive äußern kann: kognitiv-affektive und körperliche Reaktionen sowie beobachtbares Verhalten (motorische Reaktionen). Da wir auf die Symptomatik der BES bereits in Kapitel 1 eingegangen sind, werden wir in diesem Kapitel lediglich Beispiele zur Illustration der Problemdeskription entlang der genannten Beschreibungsebenen vornehmen.

Der Chronologie entsprechend beginnen wir mit der Beschreibung der Bedingungen, die bei der BES zur Problemaktualisierung in konkreten Situationen beitragen. Sodann beschreiben wir die BES-Symptomatik anhand von Beispielen im Hinblick auf die genannten Reaktionsebenen (kognitiv-affektive Reaktionen, Verhalten und körperliche Reaktionen) und erläutern mögliche Konsequenzen des Problemverhaltens. Wir nutzen die S-R-C-Verhaltensgleichung demnach zunächst deskriptiv, um den Verhaltensstrom zu strukturieren und mögliche Interdependenzen herauszufinden. Dafür beziehen wir aktuelle Forschungsbefunde zur BES ein. Wir weichen damit von der ursprünglichen Idee der klassischen Problem- und Verhaltensanalyse ab, Verhalten durch respondente oder operante Lernprinzipien zu erklären. Wir gehen davon aus, dass diese Erklärungsmechanismen nach wie vor sehr relevant sind, um psychische Störungen im Allgemeinen bzw. die BES im Speziellen zu erklären, aber wir halten es nicht für zeitgemäß, auf andere Erklärungsprinzipien (z. B. kognitive Variablen) für psychische Störungen wie der BES zu verzichten. Bei der konkreten Fallkonzeption (vgl. Kapitel 3) ist zur *Erklärung* des Verhaltens im jeweiligen Einzelfall zu rekonstruieren, inwiefern respondente, operante, kognitive oder biologische Erklärungen für den jeweiligen Einzelfall Erklärungskraft haben.

2.2.3.1 Externe Faktoren

Die auslösenden, externen Faktoren, auch externe Stimuli innerhalb des S-R-C-Analyseschemas genannt, sind Faktoren, die der BES-Symptomatik unmittelbar vorausgehen und für die Aufrechterhaltung der Störung wahrscheinlich von Bedeutung sind.

Exposition gegenüber Nahrungsmitteln

Exposition gegenüber Nahrungsmitteln. In experimentellen Studien zeigt sich, dass übergewichtige Personen mit BES oder mit subklinischen Essanfällen signifikant mehr Nahrung zu sich nehmen, wenn eine größere Menge an Essen verfügbar ist. Nahrungsmittel scheinen demnach für Personen mit BES oder mit subklinischen Essanfällen im Vergleich zu übergewichtigen Personen ohne BES oder ohne subklinische Essanfälle einen höheren appetitiven Wert zu haben und mit einem stärkeren Verlangen nach Essen einherzugehen.

Auch zeigen neuropsychologische Befunde der Hirnforschung (anhand von fMRI-Untersuchungen), dass übergewichtige Personen mit einer BES im Unterschied zu allen drei Vergleichsgruppen (übergewichtige Personen ohne BES; normalgewichtige Personen mit einer Bulimia Nervosa; Personen ohne Diagnose einer psychischen Störung) auf Bilder von Nahrungsmitteln die stärksten neuronalen Reaktionen im orbifrontalen Kortex zeigten. Zusammen mit den subjektiven Angaben, die darauf hindeuten, dass Bilder von Nahrungsmitteln für Personen mit BES im Vergleich zu allen drei Gruppen den höchsten appetitiven bzw. höchsten Belohnungswert zu haben scheinen, können die neuronalen Reaktionen als Indiz für den *appetitiven Wert von Nahrungsmitteln* für Patienten mit BES interpretiert werden (Schienle, Schäfer, Hermann & Vaitl, 2009).

Hoher appetitiver Wert von Nahrungsmitteln

Des Weiteren zeigen Befunde der Grundlagenforschung, dass Frauen mit BES bei der Exposition gegenüber Bildern mit hochkalorischen, nicht aber mit niedrigkalorischen Nahrungsmitteln, stärkere Amplituden bei späten elektrophysiologischen Potenzialen (EEG) zeigen als übergewichtige Personen ohne BES (Svaldi, Tuschen-Caffier, Peyk & Blechert, 2010). Die zunächst naheliegende Idee, dass hochkalorische Nahrungsmittel für alle übergewichtigen Menschen eine hohe Valenz haben könnten, ist mit diesen Befunden nicht kompatibel. Stattdessen scheint dies nur zuzutreffen für übergewichtige Menschen, die neben dem Übergewicht eine BES, also eine psychische Störung von Krankheitswert, haben. Lerntheoretisch betrachtet scheint demnach bei Personen mit BES bereits die Exposition gegenüber Nahrungsmitteln, ohne eine zusätzliche Belastungsexposition, auf subjektiver und neuronaler Ebene Reaktionen auszulösen, die als anreizorientierte (appetitive) Reaktionen interpretierbar sind und die als solche das Essverhalten vorbereiten bzw. initiieren könnten.

Merke:

Neuropsychologische Korrelate weisen darauf hin, dass Nahrungsmittel für Personen mit BES einen hohen appetitiven Wert haben. Lerntheoretisch betrachtet hat sich möglicherweise im Zuge wiederholter Essanfälle und ggf. im Zusammenhang mit Veränderungen im Serotoninspiegel eine psychobiologische Reaktionsbereitschaft auf Nahrungsmittel ausgebildet (z. B. Hungergefühl, positive Assoziationsketten zu Nahrungsmitteln, neuronale Reaktionsbereitschaft).

Belastungen. Patienten mit BES beschreiben sehr unterschiedliche Alltagsbelastungen, die das Essverhalten anstoßen können, z. B. Leistungsstress, ein zu ausgefüllter Tag, Leerlaufsituationen, Langeweile, Einsamkeit, interpersonelle Konflikte wie Kritik am Arbeitsplatz, Streit mit dem Lebenspartner, Konflikte mit den Kindern. Befunde aus der Grundlagenforschung zeigen, dass das Bedürfnis zu essen sowie das tatsächliche Essverhalten von Patienten mit BES auch bereits durch Laborstressoren wie dem *Trierer Social Stress Test, belastenden Filmen, stressinduzierenden Vorstellungsbildern* induziert werden kann.

Belastungen

2.2.3.2 Interne Faktoren

Die auslösenden, internen Faktoren, auch interne Stimuli (oder abgekürzt „S") innerhalb der S-R-C-Verhaltensgleichung genannt, sind die unmittelbar dem Problemverhalten vorausgehenden internen Faktoren, die vermutlich für die Aufrechterhaltung der BES-Symptomatik von Bedeutung sind.

Probleme im Bereich exekutiver Funktionen. Exekutive Funktionen und Prozesse wie das Entscheidungsverhalten, die Impulskontrolle, die Handlungsplanung sind bei Personen mit BES sowohl für die Prädisposition der BES im Sinne eines lebensgeschichtlich bedeutsamen Merkmals als auch für die Aufrechterhaltung der Störung von sehr hoher Bedeutung. Es handelt sich also um ein Konstrukt (Persönlichkeitsmerkmal), das situationsübergreifend (als Trait-Variable) sowie in Interaktion mit störungstypischen Umweltfaktoren in konkreten Situationen (als State-Variable) bei der Problemanalyse der BES zu berücksichtigen ist. So werden Essanfälle vermutlich dadurch wahrscheinlicher, dass Personen mit BES ein an Belohnungen orientiertes Entscheidungsverhalten favorisieren, zu impulsivem Verhalten neigen und weniger effektive und weniger spezifische Problemlösestrategien generieren (Kittel et al., 2015; Svaldi, Ababneh, Trentowska & Tuschen-Caffier, 2011).

Probleme mit Selbstregulation, z. B. Impulskontrolle

Negative Affekte. Dass negative Affekte Auslöser von Essanfällen bei der BES sein können, wurde in mehreren Studien gezeigt. So wurde anhand von Tagebuchstudien das Essverhalten im natürlichen Setting untersucht und Menschen mit BES berichteten vor einem Essanfall über mehr negative Gefühle als Menschen ohne BES. Zudem war die Stimmung vor einem Essanfall schlechter als vor normalen Mahlzeiten oder zu Zeiten, während derer nichts gegessen wurde. Auch aus der klinischen Praxis ist bekannt, dass Patienten mit BES über einen Zusammenhang zwischen negativen Stimmungen und Essanfällen berichten. So zählt bei dem Patienten Markus L. eine negative Stimmung zu einem der Hauptauslöser seiner Essanfälle.

Negative Affekte

Fallbeispiel: Markus L. (Fortsetzung)

Markus L. beschreibt, dass seine Essanfälle vor allem abends auftreten. Tagsüber arbeite er in einem Büro als Buchhalter; er fühle sich während der Arbeit abgelenkt von seinem Essproblem. Aber abends, sobald er seine Wohnung betrete, fühle er sich ausgelaugt und könne sich schlecht entspannen. Er sei auch oft im Kopf noch mit Anforderungen des Tages beschäftigt, so gingen ihm noch unangenehme Gespräche mit Kunden oder Kollegen durch den Kopf, die ihn aufwühlten. Das sei eine der Ursachen für sein maßloses Essen. Auch würden abends immer Erinnerungen wach an seine vor zwei Jahren bei einem Verkehrsunfall gestorbene Ehefrau. Das Essen sei wie ein Tröster für ihn, er überspiele damit seine Traurigkeit und Einsamkeit.

Das Fallbeispiel macht deutlich, dass das Problemverhalten (Essanfälle) bei Markus L. auf eine Reihe von Belastungen (z. B. Erinnerungen an den Tod der Ehefrau, Konfliktgespräche am Arbeitsplatz) folgt; die Essanfälle gehen mit negativer Gestimmtheit (sich „aufgewühlt" fühlen, Einsamkeit, Traurigkeit) einher. Möglicherweise haben bei Markus L. die Essanfälle die Funktion, von negativen Gefühlen oder Belastungen abzulenken bzw. diese herunterzuregulieren.

Interpersonelle Probleme und figur-/gewichtsbezogene Sorgen

Allerdings gibt es auch Befunde aus Tagebuchaufzeichnungen, denen zufolge Patienten mit BES zwar *nach* Essanfällen über eine negative Stimmung berichten, nicht aber *vor* Essanfällen Die inkonsistenten Befunde können Ausdruck dessen sein, dass es sich bei Patienten mit BES wahrscheinlich nicht um eine homogene Gruppe handelt. Stattdessen ist davon auszugehen, dass bei ca. einem Drittel der Patienten mit BES die Essanfälle durch negative Stimmungen gesteuert werden, während dies bei der Mehrzahl der Patienten mit BES nicht oder kaum der Fall ist. Für die Problem- und Verhaltensanalyse ist daraus der Schluss zu ziehen, systematisch Gefühle, z. B. im Zusammenhang mit belastenden Ereignissen oder Erinnerungen an solche Ereignisse, zu explorieren, die Auslöser von Essanfällen sein können. Wenn Patienten negative Stimmungen als Auslöser von Essanfällen verneinen, kann dies daran liegen, dass sie zu der Gruppe der Patienten mit BES gehören, bei denen negative Gefühle nicht systematisch mit Essanfällen assoziiert sind. Möglich ist aber auch, dass sich ein solcher Zusammenhang erst im Verlauf der Therapie oder bei Verwendung von situationsnahen Messinstrumenten (z. B. Tagebüchern) zeigen lässt, anhand derer konkret und zeitnah nach Auslösern von Essanfällen gefragt werden kann. Diagnostisch und ggf. für die Therapie relevant sind in diesem Zusammenhang auch Befunde, denen zufolge die Betroffenen vor allem *interpersonelle Probleme* sowie *figur- und gewichtsbezogene Sorgen* als Auslöser für negative Affekte ansehen.

Merke:

Bei etwa einem Drittel der Patienten mit BES werden Essanfälle durch *negative Affekte* ausgelöst, bei der Mehrzahl der Patienten ist dies nicht oder kaum der Fall.

Dysregulation von Affekten

Dysregulation von Affekten. Für die Problem- und Verhaltensanalyse sowie Therapieplanung ist nicht nur relevant, *ob* negative Gefühle das Entstehen von Essanfällen begünstigen; vielmehr ist auch von Bedeutung, über *welche psychischen Mechanismen* dies möglicherweise vermittelt wird. Auf der Basis einer Fragebogenerhebung ergaben sich Hinweise darauf, dass Patienten mit BES – wie auch andere Menschen mit der Diagnose einer psychischen Störung – im Vergleich zu gesunden Personen *häufiger dysfunktionale* und *seltener funktionale Strategien im Umgang mit negativen Gefühlen* einsetzen (Svaldi, Griepenstroh, Tuschen-Caffier & Ehring, 2012).

Unterdrücken von Gefühlen versus Neubewertung als Emotionsregulationsstrategie

Dementsprechend zeigen experimentelle Befunde, dass das *Unterdrücken von Gefühlen* (z. B. „Bitte lassen Sie sich nicht anmerken, welche Gefühle Sie haben") infolge einer experimentell induzierten Belastung bei Patienten mit BES zu einem Anstieg des Essbedürfnisses führt, während im Unterschied dazu das Essbedürfnis *nicht ansteigt*, wenn die Personen mit BES *kognitive Techniken zur Neubewertung* der belastenden Situation einsetzen.

Zudem konnte gezeigt werden, dass das *Unterdrücken von Gefühlen* im Vergleich zu *kognitiver Neubewertung* bei Patienten mit BES auch zu einem *vermehrten Essverhalten* im Labor führt (Svaldi, Tuschen-Caffier, Trentowska, Caffier & Naumann, 2014). Die Befunde sprechen dafür, dass bei Patienten mit BES der Einfluss negativer Gefühle auf das Essverhalten über dysfunktionale Strategien im Umgang mit negativen Gefühlen vermittelt wird.

Merke:

Es gibt Hinweise, dass bei Patienten mit BES der Einfluss negativer Gefühle auf das Essverhalten über dysfunktionale Strategien im Umgang mit negativen Gefühlen vermittelt wird. Es sollte daher eruiert werden, welche Strategien der Emotionsregulation Patienten einsetzen und inwiefern die Strategien dazu beitragen, dass die Patienten vermehrt intensive negative Gefühle erleben bzw. dass sie Gefühle nur schlecht herunterregulieren.

Was ist funktionale und dysfunktionale Emotionsregulation?

Was aber sind funktionale oder dysfunktionale Strategien der Emotionsregulation? Dieser Frage nähert sich die Forschungsliteratur zunächst allgemein, indem Emotionsregulation als Fähigkeit definiert wird, *die Dauer, Intensität und Qualität von Emotionen zu steuern.* Des Weiteren werden zwei Phasen der Emotionsregulation unterschieden, innerhalb derer Menschen darauf Einfluss nehmen können, welche Gefühle sie mit welcher Intensität erleben sowie in welchem Ausmaß es zu mit den Gefühlen einhergehenden psychophysiologischen Reaktionen (z.B. Anstieg der Herzrate) kommt: erstens die *Phase, die der Emotionsgenerierung vorausgeht*. Diese Phase umfasst kognitive (z.B. Aufmerksamkeitsfokus; Art der Bewertungen) und verhaltensbezogene Formen des Umgangs mit Emotionen, die früh im Prozess der Emotionsentstehung ansetzen und z.B. die Auswahl oder Bewertung einer Situation beeinflussen (z.B. komplett vermeiden, jemanden zu treffen, über den man sich regelmäßig ärgert; jemanden, der zu spät zu einer Verabredung kommt, als sehr beschäftigt und unter Zeitdruck bewerten, sodass negative Emotionen erst gar nicht oder nur kaum entstehen). Demgegenüber sollen die *reaktionsbezogenen Strategien in der zweiten Phase der Emotionsregulation* zum Ziel haben, eine bereits entstandene Emotion zu beeinflussen, z.B. durch das Unterdrücken des Emotionsausdrucks, durch kognitive Umstrukturierung, durch Verhaltensweisen wie Vermeidung bzw. Rückzug oder durch für die BES typische Verhaltensweisen wie Essanfälle oder Gedanken ans Essen.

Regulation bereits vorhandener Emotionen

Kontextabhängig Strategien der Emotionsregulation auswählen

Letztlich gehen Experten auf dem Gebiet der Emotionsregulation jedoch davon aus, dass nicht unabhängig vom Kontext definiert werden kann, was eine funktionale oder dysfunktionale bzw. „gute" oder „schlechte" Form der Emotionsregulation ist. So kann das Unterdrücken des Emotionsausdruckes durchaus in bestimmten Situationen funktional sein (z.B. in Bewerbungssituationen), während das dauerhafte, weitgehend unabhängig von der Situation eingesetzte Unterdrücken von Emotionen (z.B. bestimmte Gefühle nicht erleben wollen) oder des Emotionsausdrucks (z.B. sich nicht anmerken lassen, wie es der Person innerlich geht) dysfunktional und der Gesundheit wahrscheinlich nicht zuträglich ist. Der Gesundheit zuträglich soll dagegen ein hohes Ausmaß an *Flexibilität* in der Nutzung kontextorientierter Strategien der Emotionsregulation sein (Bonanno & Burton, 2013). Demnach kann es je nach Kontext und je nach Problemlage Ziel der Psychotherapie sein, dass ein Patient mit BES lernt, seine Gefühle mehr herunterzuregulieren oder auch seine Gefühle deutlicher zum Ausdruck zu bringen.

Merke:

Für die Problem- und Verhaltensanalyse der BES ist als ein Fazit festzuhalten, dass die Patienten gezielt und anhand von konkreten Beispielen danach befragt werden sollten, was sie genau machen, um Gefühle wie Angst, Enttäuschung, Trauer oder Wut in konkreten Situationen zum Ausdruck zu bringen, zu verändern oder auch erst gar nicht entstehen zu lassen. Vielfach wird wahrscheinlich von den Patienten genannt werden, dass Essanfälle oder auch Gedanken an das Essen für sie eine zentrale Strategie sind, um negative Gefühle nicht so stark zu erleben bzw. um sich von diesen Gefühlen abzulenken.

Lerntheoretisch betrachtet haben Essanfälle in diesen Fällen vermutlich die Funktion einer negativen Verstärkung ($\not{C}^{-}$). Diagnostisch sollten aber auch Symptome wie z. B. selbstverletzendes Verhalten (z. B. Ritzen, Aufkratzen der Haut), Substanzmittelmissbrauch, Dissoziation (z. B. sich wie in Watte gehüllt empfinden) und maladaptive Einstellungen und Kognitionen (z. B. „Ich darf mir meine Gefühle nicht anmerken lassen") abgefragt werden, die die Funktion haben können, u. a. Spannungszustände sowie andere aversive Zustände im Zusammenhang mit Emotionen herunterzuregulieren bzw. zu verändern.

Für die Therapie ist ggf. an ein gezieltes Training im Umgang mit Emotionen als „add-on" zur störungstypischen Behandlung zu denken (vgl. Kapitel 4), um das Repertoire an verfügbaren Strategien der Emotionsregulation für die Patienten zu erweitern und diese anzuregen, kontextorientiert günstige Strategien der Emotionsregulation auswählen.

Sorgen um Figur und Gewicht

Sorgen um Figur und Gewicht. Obwohl im DSM-5 für die Diagnose einer BES eine Körperbildstörung nicht als Diagnosekriterium vorgesehen ist, sprechen empirische Befunde dafür, dass zumindest bei einer Subgruppe der Patienten mit BES eine Überbewertung von Figur und Gewicht sowie klinisch relevante Sorgen um Figur und Gewicht bzw. Unzufriedenheiten vorhanden sind, die den Essanfällen der Patienten unmittelbar vorausgehen können und die mit einer Beeinträchtigung des Selbstwertes assoziiert sein können (Stein et al., 2007).

Des Weiteren wird körperbezogenes Grübeln als einer der häufigsten Auslöser für depressive Verstimmungen im Vorfeld der Essanfälle angegeben. So konnten anhand von Clusteranalysen zwei Gruppen von Patienten mit BES unterschieden werden: Zum einen Personen mit einer klinisch ausgeprägten Überbewertung von Figur und Gewicht und zum anderen Personen, die keine klinisch bedeutsame Unzufriedenheit mit ihrer Figur bzw. ihrem Gewicht haben. Patienten mit BES, die die Bedeutung von Figur und Gewicht überbewerten, weisen eine stärker ausgeprägte Essstörungspsychopathologie und zudem eine negativere Stimmungslage auf als die andere Gruppe (Grilo, Masheb & White, 2010).

Störungstypische Aufmerksamkeit

Störungstypische Aufmerksamkeit gegenüber dem Körper. Patienten mit BES zeigen eine störungstypische Form der körperbezogenen Informationsverarbeitung: So konnte in einer Blickbewegungsstudie gezeigt werden, dass übergewichtige Frauen mit einer BES im Vergleich zu übergewichtigen, gesunden Frauen ihren Blick bevorzugt – das heißt länger und häufiger – auf das Körperteil richten, das sie subjektiv am „hässlichsten" finden (Svaldi, Caffier & Tuschen-Caffier, 2011). Demgegenüber verweilt ihr Blick nur kürzer und weniger oft auf jenem Körperteil, das sie subjektiv am „schönsten" finden. Dieses Muster in der Aufmerksamkeitsverteilung zeigte sich vor allem bei Abbildungen von der eigenen Person, in abgeschwächter Form aber auch bei Abbildungen von anderen, übergewichtigen Personen. Da die Vergleichsgruppe ebenso übergewichtig war wie die Gruppe mit BES, kann nicht allein das Übergewicht an der Ausbildung dieser Aufmerksamkeitshaltung als Erklärung für die Befunde herangezogen werden; vermutlich sind für dieses Blickbewegungsmuster Faktoren wichtig, die transdiagnostisch für Essstörungen charakteristisch sind, z. B. die Überbewertung von Figur und Gewicht. So stehen die Befunde auch im Einklang mit Ergebnissen, die bei Patienten mit einer Anorexia Nervosa oder Bulimia Nervosa sowie an subklinischen Formen von Essstörungen gewonnen wurden.

Zudem zeigte sich in einer anderen Studie unserer Freiburger Arbeitsgruppe, dass Frauen mit BES im Vergleich zu übergewichtigen Frauen ohne BES bei zeitgleicher Darbietung von Abbildungen vom eigenen wie einem vergleichbaren „fremden“ Körper nur dann ihren Blick häufiger und länger auf ihren eigenen Körper richten, wenn sie vorab darüber informiert wurden, an welcher Stelle des Bildschirms (z. B. oben links) ein Bild vom eigenen Körpers erscheinen wird. Erklärt werden kann dies damit, dass Patienten mit BES die Betrachtung eines „konkurrierenden“ Körperbildes vermutlich aktiv vermeiden, da die Betrachtung eines anderen Körpers möglicherweise abwärtsgerichtete soziale Vergleiche auslöst („Die hat eine bessere Figur als ich“).

Denkbar ist aber auch, dass Patienten mit BES eine störungstypische Aufmerksamkeitshaltung gegenüber dem Körper ausgebildet haben, die sich im Sinne eines *„negativity bias“* beschreiben lässt als priorisierte Aufmerksamkeit gegenüber *negativer körperbezogener Information* (z. B. bevorzugt auf weniger attraktive Körperbereiche schauen, bevorzugt auf den eigenen, negativ bewerteten Körper schauen). Ein solcher Aufmerksamkeitsstil kann vermutlich mit dazu beitragen, dass sich eine Überbewertung der Figur und des Gewichtes, u. a. auch mit Bezug auf den eigenen Selbstwert, verstärkt und zur Aufrechterhaltung der Psychopathologie des BES beiträgt.

Des Weiteren zeigen sich störungstypische Zusammenhänge zwischen der körperbezogenen Aufmerksamkeit und dem Anstieg des Essbedürfnisses: Werden Patienten mit BES mit ihrem *eigenen Körper* (anhand eines Spiegels) konfrontiert, so zeigt sich bei Patienten mit BES eine *stärkere Speichelproduktion*, nicht aber bei übergewichtigen Personen ohne BES. Die Befunde können dahingehend interpretiert werden, dass Patienten mit BES wahrscheinlich eine enge Assoziation zwischen *Nahrungsmitteln bzw. Essen* und dem Körperschema gelernt haben (Naumann, Trentowska & Svaldi, 2013). Erklärbar wäre dies anhand des Paradigmas der klassischen Konditionierung: Nahrungsmittel führen als unkonditionierte Stimuli (UCS) zu unkonditionierten physiologischen Reaktionen (UCR) wie der Speichelproduktion, die ihrerseits das Essverhalten vorbereitet. Im Verlauf der Lerngeschichte können auch die mit Nahrungsmitteln systematisch assoziierten Reize, wie z. B. der Duft von Nahrungsmitteln, im Sinne von konditionierten Stimuli (CS) zu konditionierten Reaktionen wie der Speichelproduktion (CR) führen, vorausgesetzt dass diese Reize konsistent auch zum Essverhalten geführt haben.

Es ist demnach denkbar, dass körperbezogene Gedanken und Gefühle bei Patienten mit BES systematisch auch mit Essen oder Essanfällen einhergehen, sodass sie als konditionierte Reize zu einer konditionierten Reaktion, wie der Speichelproduktion, führen, die ihrerseits die Nahrungsaufnahme vorbereiten hilft. Dies scheint bei übergewichtigen Personen ohne psychische Störung im Sinne einer BES nicht der Fall zu sein.

Alternativ ist aber auch plausibel, dass im Zusammenhang mit *negativen Gefühlen*, die insbesondere bei Patienten mit BES aktiviert wurden, die *Speichelproduktion* angeregt wurde. Dies ist insofern nachvollziehbar, da Patienten mit BES klinischen Erfahrungen zufolge in alltäglichen Stress-Situationen Essanfälle quasi als Emotionsregulationsstrategie „einsetzen", um ihre negativen Gefühle zu verändern. Demnach würde es sich bei diesem Lernmechanismus eher um Affektregulation handeln (z. B. machen Gedanken an das Gewicht Stress, dieser Stress wird durch das Essen zu reduzieren versucht, da wiederholt die Erfahrung gemacht wurde, dass eine große Nahrungsaufnahme zu Müdigkeit bzw. Spannungsreduktion beiträgt, u. a. unterstützt durch biologische Prozesse während der Verstoffwechselung der Nahrung).

Merke:

Die Aktivierung des Körperschemas (z. B. Gedanken an das Gewicht) löst bei Patienten mit BES eine gesteigerte Speichelproduktion aus, die die Nahrungsaufnahme vorbereitet und wahrscheinlicher werden lässt. Erklärt werden könnte dies über klassische Konditionierung: immer wenn gegessen wurde, wurde auch an das Gewicht gedacht; fortan regen bereits die Gedanken an das Gewicht die Speichelproduktion an. Alternativ ist denkbar, dass Gedanken an Figur und Gewicht Stress erzeugen, der durch Essen oder Gedanken ans Essen zu reduzieren versucht wird. Der Lernmechanismus wäre dann vermutlich *negative Verstärkung:* die erlebte Stressreduktion führt demnach zu einer erhöhten Wahrscheinlichkeit, dass das Verhalten vermehrt gezeigt wird.

Störungstypische Gedächtnisprozesse

Störungstypische Gedächtnisprozesse. Befunde unserer Arbeitsgruppe zeigen, dass Patienten mit BES positive körperbezogene Worte weniger gut erinnern, als übergewichtige Vergleichspersonen ohne BES dies tun. Da die teilnehmenden Gruppen (Personen mit vs. ohne BES) im Hinblick auf das Körpergewicht vergleichbar waren, ist das Übergewicht der Patienten mit BES keine plausible Erklärung für das selektive Gedächtnis. Stattdessen könnten eher *Körperbildprobleme*, die mit der BES, aber nicht mit Übergewicht per se einhergehen, eine Erklärung für das selektive Gedächtnis bieten.

Selbstwertprobleme und Körperunzufriedenheit

Negatives Selbstwerterleben und Körperunzufriedenheit. Wenn situativ und subliminal (also vermutlich eher nicht bewusst für die Betroffenen) das Selbstwertempfinden von Patienten mit BES beeinträchtigt wird, zeigt sich infolgedessen ein bedeutsamer Anstieg der Körperunzufriedenheit. Zudem haben übergewichtige Personen mit einer BES im Vergleich zu normalgewichtigen Personen ein geringeres Selbstwertgefühl, gemessen anhand eines impliziten Assoziationstests, der weniger bewusst zugängliche Konzepte erfassen soll.

Merke:

Befunde zur Aktualgenese der Symptomatik der BES stützen die Annahme, dass ein geringes Selbstwerterleben mit Körperunzufriedenheit zusammenhängen bzw. das ein erniedrigtes Selbstwertgefühl Körperunzufriedenheit bedingt. Zudem gehen Sorgen um Figur und Gewicht häufig Essanfällen unmittelbar voraus.

Diäthalten, gezügelter Essstil

Diäthalten. Die Einschränkung der Nahrungszufuhr durch Diäthalten oder gezügeltes Essverhalten ist eine kompensatorische Maßnahme, die, sofern sie regelmäßig eingesetzt wird, bei der Einschätzung der Essanfallssymptomatik als BES oder als Bulimia Nervosa von Bedeutung ist (siehe dazu Kapitel 3, Diagnostik). Nach der Klassifikation der BES entsprechend der DSM-5-Kriterien ist davon auszugehen, dass unangemessene kompensatorische Maßnahmen (wie z. B. Diäthalten, Erbrechen) bei der BES nicht systematisch bzw. regelmäßig vorkommen. So hat sich gezeigt, dass bei der Mehrzahl der Personen (81 %) mit BES die Erkrankung ohne vorherige Phase des Diäthaltens beginnt. Diäthalten stellt für die meisten Personen mit BES daher keinen Faktor dar, der die Erstmanifestation der Störung miterklären kann.

Dennoch kommt es auch bei einigen Patienten mit BES immer wieder vor, dass sie ihre Nahrungszufuhr moderat einschränken oder wegen ihres Übergewichtes bzw. ihrer Adipositas intermittierend gezügeltes Essverhalten zeigen. Für die *Aufrechterhaltung* der Störung kann demnach Diäthalten bzw. ein gezügelter Essstil zumindest bei einer Subgruppe der Personen mit BES von Relevanz sein, da der damit im Zusammenhang stehende kurzfristige psychische und psychophysiologische Deprivationszustand Mitauslöser von Essanfällen sein kann, auch wenn Hinweise auf einen länger andauernden psychobiologischen Deprivationszustand bisher nicht systematisch gezeigt werden konnten. Als Erklärung dafür kommt infrage, dass im Zuge der psychobiologischen Deprivation durch Nahrungsrestriktion die kognitive Kontrolle über das Essverhalten verloren geht. Dies kann sich im Vorfeld der Essanfälle z. B. darin äußern, dass die Patienten vermehrt ans Essen denken, Heißhungergefühle empfinden oder Gedanken haben, die Essanfällen Vorschub leisten („Ist doch egal, jetzt kann ich doch auch essen"). Zudem kann die kalorische Deprivation in

Wechselwirkung mit einer negativen Stimmungslage zum Auslösen von Essanfällen führen. Bei der Problem- und Verhaltensanalyse der BES sollte daher nach Diäthalten bzw. einem gezügelten Essstil, Gedanken ans Essen und Heißhungergefühlen sowie Gedanken gefragt werden, die Essanfälle Vorschub leisten.

Merke:

Diäthalten bzw. ein gezügelter Essstil kann bei einer Subgruppe von Patienten mit BES mitverantwortlich für die Auslösung der Essanfälle sein; der Mechanismus ist wahrscheinlich – im Unterschied zur Bulimia Nervosa – weniger über einen biologischen Deprivationszustand, sondern im Zusammenhang mit negativer Affektivität und ggf. im Zusammenhang mit dem hohen appetitiven Wert von Nahrungsmitteln (siehe oben) vermutlich eher über eine psychische Deprivation vermittelt (z. B. innere Monologe wie *„Ich brauche das jetzt unbedingt! Ich habe so eine Lust darauf, zu essen, was ich mir gestern versagt habe“*).

Zusammenfassend sind vermutlich folgende externe und interne Faktoren für die Aufrechterhaltung der BES von Bedeutung:

Merke:

Folgende Faktoren scheinen bei der *Aufrechterhaltung* der BES von Bedeutung zu sein:

Individuelle Faktoren:

- Probleme im Bereich exekutiver Funktionen (z. B. Impulsivität)
- Negative Affekte und die Dysregulation negativer Affekte
- Sorgen um Figur und Gewicht
- Störungstypische Aufmerksamkeits- und Gedächtnisprozesse (z. B. selektiv auf negative Aspekte des Körpers achten)
- Selbstwertprobleme
- Diäthalten, gezügelter Essstil

Umweltfaktoren:

- Belastungen, z. B. interpersonelle Konflike
- Exposition gegenüber Nahrungsmitteln

2.2.3.3 Beschreibung des Problemverhaltens

Problemverhalten (Reaktion): kognitiv, emotional, körperlich, motorisch

Im Rahmen des S-R-C-Analyseschemas ist das Problemverhalten (R) auf der *Verhaltensebene* (beobachtbares, motorisches Verhalten) sowie in Bezug auf *kognitive, emotionale* und *körperliche* (physiologische) Aspekte zu beschreiben und zu erklären. Diese Systematik wird im Folgenden bei der Beschreibung der BES versucht:

Verhalten bzw. motorische Reaktion

Verhaltensebene (motorische Reaktion). Die zentralen Probleme von Personen, die an einer BES leiden, sind auf der Verhaltensebene die regelmäßig auftretenden *Essanfälle*. Die Patienten beschreiben Essanfälle, während derer sie – ähnlich wie Patienten mit einer Bulimia Nervosa – in einem umschriebenen Zeitraum große Mengen an Nahrungsmitteln zu sich nehmen. Zum Beispiel berichtet Markus L., dass er bei solchen Essanfällen süße und herzhafte Nahrungsmittel durcheinander isst:

Fallbeispiel: Markus L. (Fortsetzung)

„Ich esse alles, was ich finden kann. Gestern habe ich zum Beispiel den Kühlschrank aufgemacht und als erstens drei Frikadellen mit Ketchup in mich hineingestopft. Dazu habe ich mir vier Scheiben Toastbrot dick mit Butter beschmiert und schnell verschlungen sowie einen halben Liter Milch getrunken. Dann habe ich im Eisschrank noch Eis gefunden, das war ein halber Becher einer großen Familienpackung Schokoladeneis. Das Eis habe ich verschlungen, obwohl es recht kalt war. Aber mein Drang nach Essen war noch immer nicht getilgt. Ich habe dann wieder im Kühlschrank nach Essen gesucht und habe einen halben Camembert und eine Tafel Schokolade gegessen. Dann habe ich noch ungefähr einen halben Liter Cola getrunken und mehrere Scheiben Dauerwurst gegessen. Ich schätze, es waren so um die zehn Scheiben."

Andere Patienten beschreiben Essanfälle, die durchaus gängigen Nahrungsmittelabfolgen wie Vorspeise, Hauptgericht, Nachspeise entsprechen oder dem nahekommen, aber die verzehrte Kalorienmenge ist deutlich größer als bei normalen Mahlzeiten.

Ferner kann es sein, dass Patienten mit BES während der Essanfälle sehr schnell essen, bis zu einem unangenehmen Völlegefühl essen, große Mengen an Nahrungsmitteln essen, obwohl kein Hungergefühl besteht oder dass sie aus Scham wegen der großen Nahrungsmenge allein essen (vgl. DSM-5). Zudem ergeben sich auch Hinweise darauf, dass Personen mit BES nicht nur während der Essanfälle, sondern auch bei Mahlzeiten außerhalb der Essanfälle mehr Energie zu sich nehmen als Personen ohne BES.

Kognitive Ebene des Problemverhaltens

Kognitive Ebene des Problemverhaltens. Der kognitive Aspekt des Problemverhaltens kann Gedanken beinhalten, die dem enthemmten Essverhalten weiter Vorschub leisten. So berichten Patienten mit BES von Gedanken, die den Essanfall begleiten (oder ihm auch vorausgehen können): „Ich brauche das jetzt! Ich weiß, ich wollte damit aufhören, aber jetzt schaffe ich das nicht. Jetzt ist es sowieso egal, jetzt kann ich auch weiteressen, ich habe es ja wieder nicht geschafft, mich zu beherrschen." Manchmal können die Patienten aber auch keine, den Essanfall begleitenden Gedanken formulieren, da die Gedanken möglicherweise nicht bewusst wahrgenommen werden. Typisch hierfür sind Berichte von Patienten wie: „Ich denke da an gar nichts, mein Kopf ist ganz leer, ich stürze mich aufs Essen und im Kopf spielt sich nicht viel ab."

Im Verlauf der Diagnostik (z. B. anhand von Tagebüchern, vgl. Kapitel 3) oder manchmal auch erst im Verlauf der Psychotherapie können die den Essanfall begleitenden oder ihm vorausgehenden Gedanken durch systematische Selbstbeobachtung allmählich bewusst zugänglich bzw. verbalisierbar sein.

Bei der Diagnostik ist es auch sinnvoll, neben den Gedanken im Sinne von *verbaler Information* auch nach *inneren Vorstellungsbildern* zu fragen, die mit Essanfällen einhergehen bzw. damit assoziiert und somit an der Aufrechterhaltung der Essanfälle beteiligt sein können. Das können zum Beispiel Bilder sein, anhand derer sich die Patienten vorstellen, wie sie eine große Menge an Nahrungsmitteln essen; die inneren Bilder sind auch im Hinblick auf andere Sinnesmodalitäten für die Aufrechterhaltung des problematischen Essverhaltens von Bedeutung, z. B. indem die Patienten vorwegnehmen, wie das Essen (köstlich) riecht, wie es schmeckt, wie es ihnen dabei geht (z. B. wie die innere Anspannung im Verlauf des Essanfalls immer mehr abnimmt). Für die Therapieplanung ist es hilfreich, innere Bilder mit all den verschiedenen sensorischen Sinnesmodalitäten (sehen, riechen, schmecken, fühlen, hören) zu erfassen, sodass die diagnostischen Informationen ggf. bei der konkreten Planung von Expositionen helfen können.

Emotionale Ebene des Problemverhaltens

Emotionale Ebene. Auf emotionaler Ebene sind Symptome wie das Gefühl, dem Essen ausgeliefert zu sein, nicht gegen den Essimpuls ankämpfen zu können oder ein Gefühl der Ohnmacht und Hilflosigkeit typisch für die BES. Diagnostisch ist hiermit das Erleben von Kontrollverlust als diagnostisches Kriterium der BES gemeint (DSM-5; vgl. Kapitel 1). Auch berichten Personen mit BES über Schamgefühle oder andere negative Gefühle wegen der Nahrungsmenge, die sie bei einem Essanfall verzehren.

Körperliche Ebene des Problemverhaltens

Körperliche Ebene. Manche Patienten mit BES beschreiben, dass sie sich während eines Essanfalls körperlich angespannt fühlen. Andere beschreiben, dass sie ihren Körper während eines Essanfalls gar nicht so deutlich wahrnehmen und dass sie nicht sagen können, ob sich während eines Essanfalls irgendetwas in ihrem Körper verändert. Bei der Problem- und Verhaltensanalyse kann es daher auch vorkommen, dass sich im Hinblick auf die körperliche Ebene keine diagnostischen Informationen finden lassen. Dies sollte bei der Fallkonzeption dann so beschrieben werden, anstelle von artifiziellen Beschreibungen körperlicher Veränderungen, die keine Korrespondenz zu den Fallinformationen haben.

2.2.3.4 Konsequenzen des Problemverhaltens

Folgen bzw. Konsequenzen des Problemverhaltens

Auf die Essanfälle können belastende Gefühle wie Ekel vor sich selbst, Depressionen oder Schuldgefühle folgen (vgl. DSM-5). Diese negativen Gefühle können Verhaltensweisen wie einen gezügelten Essstil oder Fastenkuren anstoßen, die dann ihrerseits und ggf. im Wechselspiel mit negativen Affekten erneut Essanfälle auslösen und sich damit ein sich selbst aufrechterhaltender Teufelskreis ergibt. Wichtig ist, bei den Konsequenzen bzw. Folgen des Problemverhaltens zwischen der *deskriptiven* und *erklärenden Perspektive* zu unterscheiden: In einem ersten Zugang zur Problemanalyse ist es u. E. durchaus hilfreich, Folgen bzw. Konsequenzen des Problemverhaltens bei Patienten mit BES deskriptiv zu erfassen und anhand dieser Beschreibungen („Verhaltensketten") den Verhaltensstrom zu strukturieren. Bei der erklärenden Perspektive geht es dann darum, herauszufinden, ob die beschriebenen Folgen bzw. Konsequenzen für die Verhaltenssteuerung von Bedeutung sind. Hier geht es nicht mehr um eine inhaltliche Beschreibung der Folgen bzw. Konsequenzen, sondern um eine Bedingungsanalyse, indem z. B. auf operante Lernmechanismen wie Belohnung oder negative Verstärkung als Mechanismen der Aufrechterhaltung der BES eingegangen wird.

2.3 Konzeptuelle Relevanz und empirische Evidenz des kognitiv-behavioralen Modells

In den vorgehenden Kapiteln wurde das bisher vorliegende Störungswissen zur *Entstehung* (prädisponierende Faktoren) und zur *Erstmanifestation* (auslösende Faktoren) der BES beschrieben und es wurden aktuelle Befunde zur *Aufrechterhaltung* der BES in ein kognitiv-behaviorales Bedingungsmodell (S-R-C) der BES eingeordnet.

Die kognitiv-behaviorale Fallkonzeption wird durch zahlreiche empirische Befunde gestützt. So hat sich zum Beispiel gezeigt, dass das Ausmaß der *Beschäftigung mit Gewicht und Figur* direkt mit Essanfällen zusammenzuhängen scheint, während ein *gezügelter Essstil* und *negative Affekte* mit den Sorgen um Figur und Gewicht assoziiert sind, aber nicht systematisch Essanfälle prädizieren.

Allerdings sind noch nicht alle Annahmen des kognitiv-behavioralen Modells der BES empirisch gestützt, insbesondere zu den Wirkmechanismen, aufgrund derer es zu Essanfällen kommt, gibt es verschiedene Annahmen, die empirisch noch zu überprüfen sind. So nehmen Fairburn, Cooper und Shafran (2003) in einer Weiterentwicklung des kognitiv-behavioralen Modells der BES, dem sogenannten transdiagnostischen Modell der Essstörungen, an, dass die verschiedenen Essstörungen im Wesentlichen durch ähnliche Faktoren aufrechterhalten werden, dass aber für bestimmte Subgruppen von Patienten zusätzliche Faktoren anzunehmen sind. Dem Modell zufolge könnten dies ein geringes Selbstwertgefühl, ein negatives Selbstbild, ein hoch ausgeprägter Perfektionismus, interpersonelle Probleme und Intoleranz gegenüber (sehr negativen oder auch sehr positiven) Stimmungen sein.

Dass ein kausaler Zusammenhang zwischen *niedrigem Selbstwert* und *Körperschemastörungen* im prä-klinischen Bereich (Svaldi, Zimmermann, et al., 2012) sowie im klinischen Bereich bei der BES (Naumann, Trentowska & Svaldi, 2015) anzunehmen ist, wurde in aktuellen Studien belegt.

Hinsichtlich der ätiologischen Faktoren und Wirkmechanismen der BES sind innerhalb einer kognitiv-behavioralen Fallkonzeption grundsätzlich verschiedene Akzentuierungen denkbar. Werden zum Beispiel *das Diäthalten* bzw. *der gezügelte Essstil* von Patienten mit BES als zentraler aufrechterhaltender Faktor angesehen, so kann mit Bezug auf *die Restraint-Theorie* (Herman & Polivy, 1984) angenommen werden, dass die mit der Einschränkung der Nahrungszufuhr verbundene *kognitive Kontrolle* in bestimmten Situationen verloren gehen kann, z.B. wenn die Personen ihre internen Diätregeln gebrochen haben und sich durch dysfunktionale Selbstinstruktionen quasi die Erlaubnis geben, weiter zu essen (z.B. „Jetzt ist es auch egal. Die Diät ist hin, dann kann ich auch weiteressen“). Der vermutete Mechanismus, der den Essanfällen zugrunde liegen könnte, wäre demnach ein *kognitiver Mechanismus*, nämlich eine Einschränkung in der kognitiven Kontrolle des Essverhaltens.

Alternativ ist denkbar, dass ein psychobiologischer Mangelzustand, ausgelöst durch Diäthalten, in Einzelfällen mit dazu beiträgt, dass sich Heißhunger und ein gesteigertes Essverhalten ausbilden, auch wenn sich – im Unterschied zur Bulimia Nervosa – für Patienten mit BES bisher keine Hinweise auf einen psychobiologischen Mangelzustand haben finden lassen.

Demgegenüber wird in Konditionierungsmodellen davon ausgegangen, dass im Zuge der klassischen Konditionierung vorab neutrale Stimuli (z.B. ein bestimmtes Musikstück) zu konditionierten Stimuli werden, wenn sie systematisch mit unkonditionierten Reizen (z.B. Nahrungsmitteln) gemeinsam auftreten, die ihrerseits regelmäßig psychobiologische Prozesse auslösen (z.B. Speichelproduktion, Bedürfnis zu essen), die das Essverhalten vorbereiten bzw. die das Essverhalten wahrscheinlich machen. Damit wird eine respondente Steuerung des Essverhaltens angenommen.

Belohnung als Lernmechanismus

Des Weiteren ist entsprechend operanter Lernmodelle anzunehmen, dass Nahrungsaufnahme einen hohen Verstärkerwert (Belohnung; C+) hat; demnach kann bei der Aufrechterhaltung von Essanfällen auch Belohnung als Lernmechanismus von Bedeutung sein.

Zudem kommt im Rahmen operanter Lernmechanismen der negativen Verstärkung ($\not{C}^{-}$) bei der Aufrechterhaltung der Essanfälle wahrscheinlich eine wichtige Bedeutung zu, indem die Essanfälle u.a. die Funktion haben können, negative Stimmungen, Emotionen und Spannungszustände zu regulieren. Diese Annahme ist auch kompatibel mit der sogenannten „Escape-Theorie“, derzufolge Essanfälle die Funktion haben sollen, von unangenehmen Gefühlen oder Spannungszuständen abzulenken. Denkbar ist aber auch, dass sich durch Essanfälle eine Spannungsreduktion ergibt, ohne dass damit gleichzeitig eine substanzielle Verbesserung der Stimmung erzielt wird, z.B. auch deshalb, weil sich andere negative Gefühle (wie Scham- und Schuldgefühle) im Zusammenhang mit Essanfällen ausbilden, die einer Stimmungsaufhellung entgegen wirken. Dies kann erklären, warum nicht in allen Studien eine Stimmungsaufhellung durch Essanfälle nachgewiesen werden konnte.

Grundsätzlich ist somit davon auszugehen, dass ein kognitiv-behaviorales Modell der BES für die Fallkonzeption in der klinischen Praxis eine hohe heuristische Bedeutung hat, um diagnostische Informationen zu erheben und für den Einzelfall ein plausibles Modell der Entstehung und Aufrechterhaltung der BES zu generieren.

Abbildung 1 illustriert ein Arbeitsmodell der BES, das vor dem Hintergrund des aktuellen Forschungsstandes relevante Faktoren und Mechanismen der BES zusammenfasst. So ist z.B. denkbar, dass Stressoren (z.B. eine Streitsituation), vermittelt über intrapsychische Prozesse wie Defizite im Problemlösen oder Selbstwertprobleme, sowie die damit im Zusammenhang stehende negative Affektivität zu Essanfällen führen, die ihrerseits zur Spannungsreduktion führen können, die im Sinne einer negativen Verstärkung die Auftretenswahrscheinlichkeit von Essanfällen erhöht.

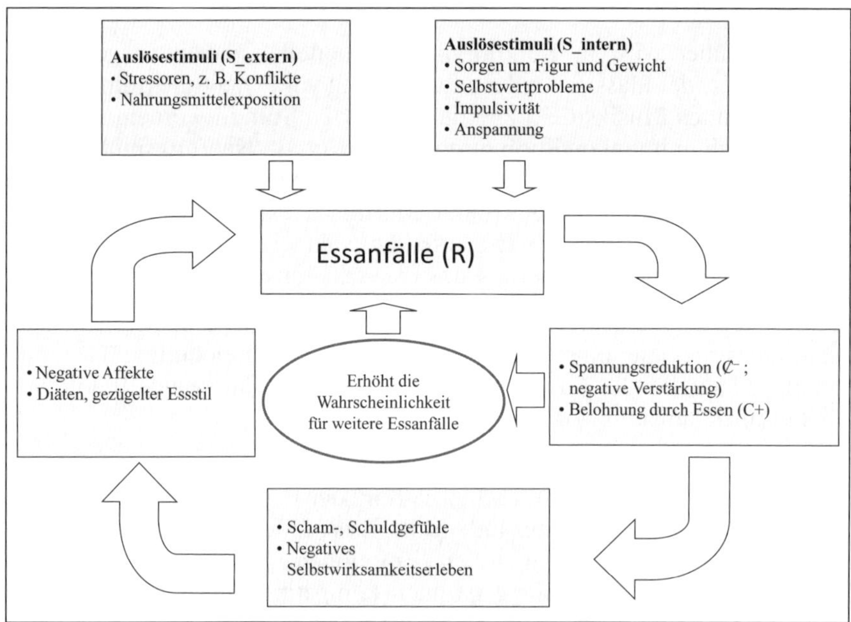

Abbildung 1: Aufrechterhaltung der BES

Denkbar ist aber auch, dass für andere Patienten mit BES eher gilt, dass ihr Essverhalten außerhalb der Essanfälle (Diäten, gezügelter Essstil) der Auslöser für Essanfälle ist. Der Mechanismus könnte hier sein, dass *hohe kognitive Kontrolle*, die für das Einhalten von Diäten oder eines gezügelten Essstils erforderlich ist, unter bestimmten Umständen (z. B. bei negativer Affektivität oder wenn die Diätregeln gebrochen wurden) verloren geht, sodass sich das hohe Bedürfnis zu essen (z. B. im Kontext einer hohen Valenz von Nahrungsmitteln) im Verhalten manifestiert.

Hohe kognitive Kontrolle des Essverhaltens im Zuge von Diäten

Für eine weitere Gruppe von Patienten mit BES könnten auch körper- bzw. gewichtsbezogene Sorgen bzw. das Grübeln bzgl. Figur und Gewicht Auslöser für Essanfälle sein, die im Sinne der sogenannten „Escape-Theorie" von unangenehmen Gefühlen und Spannungszuständen ablenken helfen und damit über den Wirkmechanismus der negativen Verstärkung die Auftretenswahrscheinlichkeit für zukünftige Essanfälle erhöhen.

Minderung der kognitiven Kontrolle des Essverhaltens

Zusammenfassend gehen wir davon aus, dass eine komplexe psychische Störung wie die BES multifaktoriell zu erklären ist und dass zudem auch verschiedene Mechanismen an der Entstehung und Aufrechterhaltung der Störung beteiligt sein werden, es also nicht darum geht, ob die Störung kognitiv, respondent oder operant gesteuert wird, sondern dass wahrscheinlich alle genannten Mechanismen für verschiedene Facetten der Störung handlungssteuernd sein können, die im Einzelfall in einer plausiblen Fallkonzeption zusammenzubringen sind.

Respondente, operante und kognitive Mechanismen

In Tabelle 1 werden zusammenfassend prädisponierende, auslösende und aufrechterhaltende Faktoren der BES veranschaulicht. Zu bedenken ist dabei, dass die Darstellung der Faktoren anhand der Einteilung in die drei Gruppen der Bedingungsfaktoren (prädisponierende, auslösende, aufrechterhaltende Faktoren) vor allem heuristischen Wert für die Fallkonzeption im Einzelfall haben soll. Zudem erfolgt die Zuordnung zu den drei Gruppen der Bedingungsfaktoren vor dem Hintergrund der oben dargestellten Forschungsbefunde, wohl wissend dass eine distinkte Zuteilung der Faktoren zu den drei Zeitachsen der Bedingungsfaktoren nicht immer möglich ist bzw. dass bestimmte Faktoren (z. B. Sorgen gegenüber der Figur) potenziell mehreren Gruppen der Bedingungsfaktoren zugeordnet werden können, also im Sinne von Ursachen, die früh in der Entwicklungsgeschichte zu wirken beginnen und deren Wirkung bei der Erstmanifestation und Aufrechterhaltung der Symptomatik weiter anhält.

Wir sehen die Funktion der zusammenfassenden Darstellung und Zuordnung der Faktoren zu den drei Bedingungsfaktoren der BES u. a. darin, dass damit für den Einzelfall Bereiche von Bedingungsfaktoren vorgegeben werden, anhand derer die Exploration und Anamnese erfolgen können.

Tabelle 1: Prädisponierende, auslösende und aufrechterhaltende Faktoren der BES

Prädisponierende Faktoren	*Individuelle Faktoren:* - Genetische Faktoren - Adipositas im Kindes- und Jugendalter - Probleme im Bereich exekutiver Funktionen (z. B. Impulsivität) *Umweltfaktoren:* - Elterliches Übergewicht - Elterliche bzw. familiäre Essprobleme - Restriktiver Erziehungsstil in Bezug auf Ernährung - Sexueller und körperlicher Missbrauch
Auslösende Faktoren	*Individuelle Faktoren:* - Sorgen um Figur und Gewicht - Selbstwertprobleme - Perfektionismus *Umweltfaktoren:* - Belastungen, z. B. kritische Lebensereignisse wie Trennungen, negative Kommentare gegenüber Figur und Gewicht.
Aufrechterhaltende Faktoren	*Individuelle Faktoren:* - Probleme im Bereich exekutiver Funktionen (z. B. Impulsivität) - Negative Affekte und Dysregulation negativer Affekte - Sorgen um Figur und Gewicht - Störungstypische Aufmerksamkeits- und Gedächtnisprozesse (z. B. selektiv auf negative Aspekte des Körpers achten) - Selbstwertprobleme - Diäthalten, gezügelter Essstil *Umweltfaktoren:* - Belastungen, z. B. interpersonelle Konflike, Exposition gegenüber Figur und Gewicht - Exposition gegenüber Nahrungsmitteln

3 Diagnostik

3.1 Ziele und Gesprächsführung im Erstgespräch

Systemimmanente Gesprächsführung

Patienten mit BES erleben nicht selten Scham- und Schuldgefühle wegen ihrer Symptomatik. Gerade deshalb ist es wichtig, dass Therapeuten im Erstgespräch – wie auch in der gesamten Therapie – einen Gesprächsstil pflegen, der wertschätzend und gleichzeitig dahingehend förderlich ist, dass die Patienten dem Therapeuten ihre Probleme in allen Einzelheiten offen erzählen können. Wir orientieren uns bei der Gesprächsführung an *Strategien der systemimmanenten Gesprächsführung,* wie sie von Fiegenbaum und Kollegen entwickelt und erprobt wurden (Fiegenbaum, Freitag & Frank, 1992).

Entpathologisierung

Der Therapeut setzt Strategien der Gesprächsführung ein, die der *Entpathologisierung* von Gedanken, Gefühlen oder Verhaltensweisen dienen, über die Patienten in der Regel nur ungern oder unter ausgeprägten Scham- und Schuldgefühlen berichten. Dies ist insbesondere für das Erstgespräch wichtig. Zudem zielen die Strategien darauf ab, bei ambivalenter Änderungsmotivation mit dem Patienten zwar Ziele und Handlungsalternativen zu erarbeiten, aber bei der Auswahl und Umsetzung der Verhaltensänderungen die *Selbstregulation* und *Entscheidungsfreiheit* des Patienten in den Mittelpunkt zu rücken.

Generell ist es Ziel des Erstgesprächs, einen ersten Eindruck von der Symptomatik des Patienten zu gewinnen und gleichzeitig zu erreichen, dass sich der Patient verstanden fühlt und motiviert ist, wiederzukommen. Die Art der Gesprächsführung weist viele Ähnlichkeiten mit dem Ansatz zur motivierenden Gesprächsführung auf, der zeitgleich zu dem Ansatz der systemimmanenten Gesprächsführung entwickelt wurde und inzwischen ebenfalls bei Patienten mit Essstörungen angewendet wird. Für das Erstgespräch sind u. a. folgende Strategien der Gesprächsführung hilfreich:

- *Entpathologisierung.* Der Therapeut zeigt Verständnis für das vom Patienten berichtete Essverhalten und bietet Interpretationen an, die dem Patienten zeigen, dass sein Problem mit dem Essen nachvollziehbar und mit Blick auf die zugrunde liegenden Ziel-Mittel-Relationen plausibel ist (z. B. entspannter werden wollen durch Essen, sich von unangenehmen Gedanken ablenken wollen), z. B.:

  > Das ist für mich sehr gut nachvollziehbar. Wenn man mit dem Essen beschäftigt ist, kann man sich nicht so sehr auf andere Dinge konzentrieren. Man ist also abgelenkt, wird zudem allmählich müde, denn der Körper ist mit Stoffwechselprozessen beschäftigt. So gesehen ist Essen doch erstmal ein „guter“ Problemlöser… wenn da nicht die unerwünschten Nebenwirkungen wären.

  Oder:

  > Viele Menschen essen nicht nur dann, wenn sie Hunger haben. Das ist in unserer Kultur weit verbreitet und es wundert mich daher erstmal nicht, dass Sie immer wieder Essanfälle haben, ohne Hunger zu haben. Auch ist weit verbreitet, dass Menschen manchmal das Essen einsetzen, um andere Bedürfnisse zu stillen, z. B. um sich Entspannung zu verschaffen. Essen ist daher nicht selten ein leicht zugänglicher Problemlöser. Es klingt für mich so, dass das auch bei Ihnen der Fall sein könnte, liege ich da richtig?

Gedanken oder Probleme vorwegnehmen

- *Gedanken oder Probleme vorwegnehmen.* Der Therapeut nimmt typische Gedanken oder Probleme vorweg, die häufig mit der BES einhergehen. Auch hiermit wirkt der Therapeut kompetent und zeigt, dass er sich mit der Symptomatik auskennt. Gleichzeitig wird dadurch sehr wahrscheinlich begünstigt, dass sich der Patient dem Therapeuten anvertrauen kann.

> Von vielen Patienten weiß ich, dass sie sich immer wieder vornehmen, mit den Essanfällen aufzuhören, aber die Vorsätze helfen nicht wirklich. Und da können dann Gedanken auftreten wie „Werde ich das jemals schaffen?". Kennen Sie solche Gedanken oder ist das bei Ihnen ganz anders?

3.2 Abklären der diagnostischen Kriterien

Um den Erfolg der Behandlung von Patienten mit BES zu optimieren, ist eine umfassende diagnostische Abklärung des Störungsbildes einschließlich der Begleit- bzw. Folgeprobleme erforderlich. Hierbei sollten die Kriterien für die Diagnose der BES, die das DSM-5 vorsieht und die bereits im Kapitel 1.1 aufgelistet wurden (vgl. S. 4–5), beachtet werden (vgl. hierzu auch die Karte „Kurzanleitung zu einer ersten Exploration der Essstörungspathologie" am Ende des Buches).

Essanfälle

Im diagnostischen Gespräch oder Interview ist zu erfragen, ob der Patient *wiederholte Episoden von Essanfällen* hat. So ist abzuklären, ob der Patient in einem definierten Zeitraum (z.B. innerhalb eines Zeitraums von zwei Stunden) eine *erheblich größere Nahrungsmenge* isst, als die meisten Menschen in diesem Zeitraum und unter diesen Umständen essen würden. Der Diagnostiker hat bei der Einschätzung Kontextinformationen einzubeziehen, die eine Beurteilung darüber erlauben, wie viel andere Menschen wohl unter den genannten Umständen essen würden (z.B. Buffet bei einem Fest vs. gewöhnliche Mahlzeit) (Fairburn & Cooper, 1993; Hilbert & Tuschen-Caffier, 2006). Kleine, häufig über den Tag verteilte Snacks erfüllen nicht das Kriterium für einen Essanfall.

Essanfälle gehen mit negativen Gefühlen einher, häufig sind dies Scham- und Schuldgefühle. Die diagnostische Gesprächsführung ist demnach so auszurichten, dass es dem Patienten erleichtert wird, über seine Probleme zu sprechen. Hilfreich ist es z.B., wenn der Therapeut nicht nur offene Fragen stellt, sondern wenn er auch *Vorgaben* macht, die es dem Patienten leichter machen, sein eigenes Erleben und Verhalten einzuordnen und zu verbalisieren. Zum Beispiel könnte dies wie folgt aussehen:

- Sie sprechen davon, dass Sie regelmäßig Essanfälle haben. Ich weiß von anderen Patienten, dass sie bei einem Essanfall deutlich mehr essen als bei einer normalen Mahlzeit. Das kann bei Ihnen ähnlich, aber auch ganz anders sein. Bitte beschreiben Sie, was und wie viel Sie bei einem Essanfall typischerweise essen.
- *[Oder alternativ:]* Viele Menschen haben hin und wieder das Gefühl, zu viel gegessen zu haben. Was meinen Sie damit, wenn Sie sagen, dass Sie immer wieder zu viel essen? Wann hatten Sie das letzte Mal das Gefühl, zu viel gegessen zu haben? Was und wie viel haben Sie da gegessen?
- Ich weiß von anderen Patienten, dass sich ein Essanfall einige Zeit hinziehen kann. Das können z. B. zwei Stunden sein, während derer gegessen wird. Wie ist das denn bei Ihnen? Wie lange hat z. B. Ihr letzter Essanfall gedauert? War das ein typischer Essanfall?
- Ob Menschen viel oder wenig essen, hängt auch davon ab, wie das Essen schmeckt und in welchen Situationen sie essen. Zum Beispiel essen die meisten Menschen mehr, wenn es ein Festtagsessen gibt. Beurteilen Sie doch bitte Ihren letzten Essanfall: Würden andere Menschen in dieser Situation möglicherweise auch mehr essen? Wenn andere Menschen die Menge beurteilen sollten, würden die vermutlich auch sagen, dass Sie deutlich mehr als andere Menschen gegessen haben?

Essanfälle mindestens einmal pro Woche für mindestens drei Monate

Zu erfragen ist auch die *Häufigkeit* der Essanfälle (DSM-5, Kriterium D): So ist einzuschätzen, ob die Essanfälle im Durchschnitt *mindestens einmal pro Woche* über einen Zeitraum von *drei Monaten* auftreten. Retrospektive Angaben über einen Zeitraum von drei Monaten hinweg können durch Urteils- und Erinnerungsverzerrungen beeinflusst sein. Klinischen Erfahrungen zufolge ist es hilfreich, wenn der Patient zunächst die *aktuelle Situation* (der aktuelle Tag, der Tag vor dem diagnostischen Gespräch, die letzte Woche) beschreibt und erst im Anschluss daran versucht, größere Zeiträume wie den letzten Monat und die letzten drei Monate im Hinblick auf die Häufigkeit der Essanfälle zu betrachten. Klinischen Erfahrungen zufolge ist es auch hilfreich, wenn für weiter zurückliegende Zeiträume Erinnerungshilfen genutzt werden. Folgende Beispielfragen können für die diagnostische Abklärung hilfreich sein:

- Für ein genaues Verständnis Ihrer Essprobleme ist es wichtig zu erfahren, wie oft Sie diese Essanfälle haben? Vielleicht beginnen wir mit dem *heutigen Tag.* Hatten Sie heute bereits Essanfälle? Wenn ja, würden Sie sagen, dass das Essanfälle waren, bei denen Sie deutlich mehr gegessen haben als andere Menschen oder auch als Sie normalerweise essen?
- Hatten Sie *gestern* einen Essanfall oder auch mehrere Essanfälle? Waren das Situationen, in denen Sie mehr gegessen haben als Sie wollten oder waren es Essanfälle bei denen Sie deutlich mehr gegessen haben als sonst bzw. deutlich mehr gegessen haben als andere Menschen vermutlich essen würden?

- Den heutigen und den gestrigen Tag haben Sie im Hinblick auf die Essanfälle bereits beschrieben. Versuchen Sie nun bitte, sich an die *letzte Woche* zu erinnern. Waren diese beiden Tage typisch für die letzte Woche? Kam es an jedem Tag zu einem Essanfall? Oder gab es einen Tag, an dem Sie keinen Essanfall hatten? Gab es vielleicht auch Tage, an denen Sie mehrere Essanfälle hatten?
- Versuchen Sie nun, den *letzten Monat* in den Blick zu nehmen. Es ist für uns alle nicht leicht, sich genau zurückzuerinnern, wenn die Zeiträume weiter zurückliegen. Aber vielleicht betrachten Sie wieder zunächst die letzte Woche, die Sie gerade gut beschrieben haben. War diese Woche typisch für die letzten vier Wochen? Was war im Hinblick auf die Häufigkeit der Essanfälle ähnlich oder anders, wenn Sie den letzten Monat insgesamt betrachten?
- Und nun wird es noch etwas schwieriger; können Sie sich erinnern, wie es in den letzten drei Monaten mit den Essanfällen war? Vor drei Monaten war z. B. Ostern, wie war das seither? Ist der letzte Monat typisch oder untypisch für die letzten drei Monate bezogen auf die Häufigkeit der Essanfälle? Gab es in den letzten drei Monaten andere für Sie wichtige Ereignisse, anhand derer Sie sich die letzten drei Monate nochmals vergegenwärtigen können?

Kontrollverlust

Abzuklären ist auch, ob ein Essanfall mit einem *Gefühl des Kontrollverlustes* (DSM-5, Kriterium A2) einhergeht. Gemeint ist damit z. B. das Gefühl, nicht mit dem Essen aufhören zu können. Dieses Definitionskriterium für einen Essanfall ist nicht immer einfach zu diagnostizieren. So sieht das DSM-5 vor, dass ein Gefühl des Kontrollverlustes (z. B. die Unfähigkeit, mit dem Essen aufhören zu können) vorhanden sein muss, damit von einem Essanfall gesprochen werden kann.

Gleichzeitig wird im DSM-5 beschrieben, dass bei manchen Personen mit BES das Gefühl des Kontrollverlustes akut nicht mehr spürbar sein muss, sondern dass sie stattdessen eher ein generalisiertes Muster nicht kontrollierten Essverhaltens zeigen. Auch kann es vorkommen, dass Essanfälle gelegentlich aktiv geplant werden. Trotz eines zum Teil planvollen Handlungsaspektes werden solche Essanfälle dennoch als mit Kontrollverlust einhergehende Essanfälle aufgefasst.

Das Erleben von *Kontrollverlust* ist nicht immer einfach zu diagnostizieren, da Patienten dieses Phänomen selten in dieser Terminologie beschreiben. Häufig wählen sie Worte wie *„Ich kann dem Essen einfach nicht widerstehen; ich fühle mich getrieben, alles aufzuessen; ich kann mit dem Essen einfach nicht mehr aufhören, wenn ich damit angefangen habe"*. Auch beschreiben Patienten, dass sie von den Essanfällen nicht unvermittelt „überfallen" werden, sondern dass sie diese zum Teil auch planen, indem sie rechtzeitig dafür sorgen, dass genügend Nahrungsmittel im Kühlschrank vorhanden sind. Wenn sie dann mit dem Essen anfangen würden, könnten sie nicht mehr aufhören. Der Diagnostiker kann also ähnliche Worte wählen, um das Phänomen des Kontrollverlustes zu erfassen:

- Wenn Sie an den letzten Essanfall zurückdenken, haben Sie da versucht, mit dem Essen aufzuhören? Oder haben Sie vielleicht zu Beginn versucht, erst gar nicht mit dem Essen anzufangen?
- Würden Sie sagen, dass Sie keine Kontrolle mehr darüber hatten, was und wie viel Sie essen?
- Manche Patienten beschreiben, dass sie sich während solcher Essanfälle dem Essen gegenüber ausgeliefert fühlen, dass sie also nicht mehr steuern können, was und wie viel sie essen. Kennen Sie das Gefühl? War das beim letzten Essanfall so? Ist das ein typisches Gefühl, das mit Essanfällen einhergeht? Wie oft kam das in der letzten Woche (im letzten Monat, in den letzten drei Monaten) vor?

Leidensdruck und mindestens drei weitere Merkmale assoziiert mit Essanfällen als Diagnosekriterien

Für die Diagnose einer BES müssen zudem *Leidensdruck wegen der Essanfälle* (DSM-5, Kriterium C) und mindestens *drei von verschiedenen anderen Merkmalen* (DSM-Kriterium B) mit dem Essen assoziiert sein (wesentlich schneller essen als normal; Essen bis zu einem unangenehmen Völlegfühl; Essen großer Nahrungsmengen, wenn man sich körperlich nicht hungrig fühlt; allein essen aus Scham übe die Menge, die man isst; Ekelgefühle gegenüber sich selbst, Deprimiertheit oder Schuldgefühle nach dem übermäßigen Essen). Demnach ist ein schnelles Essen nur eines von potenziell möglichen Symptomen, die mit Essanfällen verbunden sein können. Patienten mit BES können aber bei einem Essanfall auch ebenso langsam essen wie Personen ohne Diagnose einer BES. Mögliche Fragen sind zum Beispiel:

- Leiden Sie darunter, dass Sie Essanfälle haben? Wenn Sie sich eine Skala zur Einschätzung des Leidens vorstellen, die von 0 (gar nicht) bis 100 (sehr stark) reicht, welche Zahl würden Sie dann auswählen, um das Ausmaß Ihres Leidens wegen der Essanfälle, sagen wir mal bezogen auf die letzte Woche, einzuschätzen? Ist das typisch, wenn Sie weiter zurückblicken auf den letzten Monat, die letzten drei Monate?

Gesprächsführungsstile zur *Entpathologisierung* können die Gesprächsatmosphäre verbessern und helfen, dass sich der Patient mit seinen Problemen dem Therapeuten gegenüber anvertrauen kann, ohne die Probleme aus Angst vor Abwertung oder aus Scham herunterzuspielen. Zum Beispiel könnte der Therapeut wie folgt die mit Essanfällen assoziierten Merkmale (DSM-5, Kriterium B) erfragen:

- Ich weiß von einigen Patienten, die vermutlich ein ähnliches Problem haben, dass sie bei Essanfällen so lange essen, bis sie ein *unangenehmes Völlegefühl* empfinden. Kennen Sie das oder geht es Ihnen da ganz anders? War das bei Ihrem letzten Essanfall auch so? Ist das typisch oder untypisch für Ihre Essanfälle?

- Wir leben ja in einer Gesellschaft, in der Nahrung im Überfluss vorhanden ist. Viele Menschen essen daher auch dann, wenn sie gar *keinen Hunger* haben. Wie ist das bei Ihren Essanfällen? Haben die Essanfälle überhaupt etwas mit Hunger zu tun oder finden die statt, obwohl Sie gar keinen Hunger haben?
- Manche Patienten möchten nicht, dass andere Menschen etwas von ihrem Problem mit dem Essen mitbekommen. Sie empfinden z. B. *Scham* oder *fühlen sich verlegen*, wenn andere Menschen mitbekommen würden, wie viel sie bei den Essanfällen essen. Deshalb haben sie nur dann Essanfälle, wenn sie allein sind. Anderen Patienten ist das dagegen nicht wichtig. Wie ist das bei Ihnen? Spielt es eine Rolle, ob andere Menschen mitbekommen, dass Sie einen Essanfall haben? Wäre es Ihnen unangenehm, wenn andere Sie bei Ihrem Essanfall sehen könnten, sodass sie nur dann Essanfälle haben, wenn Sie allein sind?
- Wenn die Kontrolle über das Essen verloren geht, kann es leicht vorkommen, dass man *schneller* isst als sonst. Wenn Sie an Ihren letzten Essanfall denken, haben Sie da *schneller* gegessen als bei normalen Mahlzeiten? Ist das typisch oder untypisch für Ihre Essanfälle?
- Manche Patienten beschreiben, dass sie nach den Essanfällen unangenehme Gefühle erleben. Das kann ein *deprimiertes Gefühl* sein, es können auch *Schuldgefühle* sein oder es kann vorkommen, dass die Selbstachtung beeinträchtigt ist, dass sich also Gefühle wie *Ekel* vor sich selbst entwickeln. Andere Patienten berichten dagegen, dass sie keine Verschlechterung ihrer Stimmung infolge der Essanfälle erleben. Wie fühlen Sie sich nach den Essanfällen? Wie war es z. B. bei Ihrem letzten Essanfall? Ist das typisch oder untypisch?

Schweregrad der BES

Einschätzung des Schweregrades der BES. Anhand der Häufigkeit der Essanfälle wird nach DSM-5 die minimale Ausprägung des Schweregrades der BES bestimmt. Der Schweregrad kann höher eingeschätzt werden, wenn andere Symptome und der Grad der funktionellen Beeinträchtigung zum Ausdruck gebracht werden sollen:

Schweregrad der BES

- *Leicht:* 1 bis 3 Essanfälle pro Woche
- *Mittel:* 4 bis 7 Essanfälle pro Woche
- *Schwer:* 8 bis 13 Essanfälle pro Woche
- *Extrem:* 14 und mehr Essanfälle pro Woche

Teilremission vs. Vollremission. Wenn die Anzahl der Essanfälle zu einem früheren Zeitraum das Diagnosekriterium erfüllte (mindestens ein Essanfall pro Woche für drei Monate), zum aktuellen Zeitpunkt aber weniger Essanfälle vorkommen, wird nach DSM-5 von einer teilremittierten BES gesprochen. Wurden alle Diagnosekriterien zu einem früheren Zeitpunkt erfüllt und sind derzeit nicht mehr gegeben, wird von einer vollremittierten BES gesprochen.

Andere Klassifikationen der Essstörungssymptomatik. Es kann auch vorkommen, dass ein Patient einige, aber nicht alle Kriterien einer BES erfüllt. In diesem Fall kann die Klassifikation der Essstörung über die Kategorie *Andere Näher Bezeichnete Fütter- oder Essstörung* (307.59 bzw. F50.8) erfolgen, indem angegeben wird, um welche Störung es sich handelt, zum Beispiel BES von geringer Häufigkeit und/oder begrenzter Dauer.

Wenn der Diagnostiker nicht angeben möchte, warum die Kriterien für eine bestimmte Fütter- oder Essstörung nicht erfüllt sind, oder wenn nicht genügend Informationen für eine genauere Diagnose vorliegen, kann die Kategorie *Nicht Näher Bezeichnete Fütter- oder Essstörung* (307.50 bzw. F50.9) bei der Klassifikation verwendet werden.

Da in der derzeitigen Fassung der ICD die Diagnose einer BES bisher nicht vergeben werden kann, wird auch nach den S3-Leitlinien zur Diagnose und Therapie von Essstörungen der AWMF empfohlen, sich anstelle der ICD an den DSM-Diagnosekriterien zu orientieren. Für die geplante Revision der ICD ist in Diskussion, die BES als eigenständige Diagnose aufzunehmen.

3.3 Differenzialdiagnostische Abklärungen

Die BES weist einige Ähnlichkeiten mit der *Bulimia Nervosa* auf. Die Kriterien nach DSM-5 sind im Kasten auszugsweise dargestellt:

Auszug aus den diagnostischen Kriterien der Bulimia Nervosa nach DSM-5 (Abdruck erfolgt mit Genehmigung aus der deutschen Ausgabe des Diagnostic and Statistical Manual of Mental Disorders, Fifth Edition © 2013, Dt. Ausgabe: © 2015, American Psychiatric Association. Alle Rechte vorbehalten)

A. Wiederholte Episoden von Essanfällen. Ein Essanfall ist durch die folgenden beiden Merkmale gekennzeichnet:
   1. Verzehr einer Nahrungsmenge in einem bestimmten Zeitraum (z.B. innerhalb eines Zeitraums von 2 Stunden), wobei diese Nahrungsmenge erheblich größer ist als die Menge, die die meisten Menschen in einem vergleichbaren Zeitraum unter vergleichbaren Bedingungen essen würden.
   2. Das Gefühl, während der Episode die Kontrolle über das Essverhalten zu verlieren (z.B. das Gefühl, nicht mit dem Essen aufhören zu können oder keine Kontrolle über Art und Menge der Nahrung zu haben).

B. Wiederholte Anwendung von unangemessenen kompensatorischen Maßnahmen, um einer Gewichtszunahme entgegenzusteuern, wie z. B. selbstinduziertes Erbrechen, Missbrauch von Laxanzien, Diuretika oder anderen Medikamenten, Fasten oder übermäßige körperliche Bewegung.

C. Die Essanfälle und die unangemessenen kompensatorischen Maßnahmentreten im Durchschnitt mindestens einmal pro Woche über einen Zeitraum von 3 Monaten auf.

D. Figur und Körpergewicht haben einen übermäßigen Einfluss auf die Selbstbewertung.

E. Die Störung tritt nicht ausschließlich im Verlauf von Episoden einer Anorexia Nervosa auf.

BES versus Bulimia Nervosa

Bei der BES fehlen im Unterschied zur Bulimia Nervosa unangemessene kompensatorische Maßnahmen, die systematisch nach einem Essanfall eingesetzt werden, um einer Gewichtszunahme entgegenzusteuern; dies sind Verhaltensweisen wie absichtlich herbeigeführtes Erbrechen, Einnahme von Abführmitteln (Laxanzien), Entwässerungsmitteln (Diuretika) oder Schilddrüsenpräparaten (zur Erhöhung des Grundumsatzes), exzessives Sporttreiben, Fasten, Diäthalten oder ein gezügelter Essstil.

Die genannten Verhaltensweisen können gelegentlich auch bei Patienten mit BES auftreten, aber sie treten nicht regelmäßig auf. Nach den DSM-5-Kriterien (Kriterium E) heißt es dazu, dass die Essanfälle bei der BES *nicht gemeinsam mit wiederholten unangemessenen kompensatorischen Maßnahmen* wie bei der Bulimia Nervosa auftreten (d. h. nicht mindestens einmal pro Woche über einen Zeitraum von 3 Monaten; vgl. Diagnosekriterium C für die Bulimia Nervosa). Auch treten die Essanfälle bei der BES nicht ausschließlich im Verlauf einer Bulimia Nervosa oder Anorexia Nervosa auf (vgl. Kriterium E der BES).

Zudem gelten der *Leidensdruck* und *spezielle Merkmale der Essanfälle* (z. B. schneller essen als normalerweise, allein essen aufgrund von Schamgefühlen) als Diagnosekriterien für die BES, aber (erstaunlicherweise) nicht für die Bulimia Nervosa (vgl. Tabelle 2).

BES versus Adipositas

Des Weiteren ist differenzialdiagnostisch abzuklären, ob es sich um eine BES oder ausschließlich um Übergewicht bzw. Adipositas oder um beide Problembereiche handelt. Nach der evidenzbasierten Leitlinie zur Prävention und Therapie der Adipositas (S3-Leitlinie), die 2014 von der Deutschen Adipositas Gesellschaft (DAG) und anderen Fachgesellschaften entwickelt und als AWMF-S3 Leitlinie veröffentlicht wurde (http://www.awmf.org/leitlinien.html), werden Übergewicht und Adipositas anhand des Body-Mass-Index (BMI; kg/m^2) wie folgt definiert:

Einteilung für den BMI	
Übergewicht:	25 bis 29,9 (BMI; [kg/m^2])
Adipositas Grad I:	30 bis 34,9
Adipositas Grad II:	35 bis 39,9
Adipositas Grad III:	$\geq$40

Tabelle 2: Diagnostische Merkmale (DSM-5) der BES und Bulimia Nervosa im Vergleich

DSM-Kriterien	Binge-Eating-Störung	Bulimia Nervosa
Essanfälle mit Kontrollverlust	ja	ja
Spezifische Merkmale der Essanfälle (z. B. schneller essen oder negative Gefühle nach Essanfällen)	ja	nein
Leidensdruck	ja	nein
Häufigkeit Essanfälle (mind. 1-mal wöchtl. für mind. 3 Monate)	ja	ja
Unangemessene kompensatorische Maßnahmen (mind. 1-mal wöchtl. für mind. 3 Monate)	nein	ja
Körperbildprobleme	nein	ja

Adipositas (oder Übergewicht) tritt zwar häufig assoziiert mit der BES auf, aber bei der BES handelt es sich im Unterschied zur Adipositas um eine psychische Störung, die deutlich andere Merkmale aufweist als Adipositas (bzw. Übergewicht).

So ist die *Überbewertung von Figur und Gewicht*, auch wenn dies bei den diagnostischen Kriterien der BES nach DSM nicht berücksichtigt wird, bei den diagnostischen Merkmalen der BES aufgeführt: Demnach weisen Personen mit BES (und gleichzeitig vorliegender Adipositas) eine deutlichere Überbewertung von Figur und Gewicht auf als Personen, die eine Adipositas, aber keine BES haben (DSM-5).

Personen mit Adipositas (aber ohne BES) haben zudem in geringerem Ausmaß komorbid psychische Störungen als Personen mit BES (und zusätzlicher Adipositas). Das Ausmaß an komorbid auftretenden psychischen Störungen ist assoziiert mit dem Schweregrad der BES, aber nicht mit dem Grad der Adipositas (DSM-5). Auch sind die Behandlungschancen für die BES eher gut, während dies für Adipositas nicht gilt.

BES versus depressive Störungen

Darüber hinaus ist die BES differenzialdiagnostisch abzugrenzen von *bipolaren* und *depressiven Störungen*. Bei den depressiven Störungen wird im DSM besonders hingewiesen auf die differenzialdiagnostische Abklärung der Kriterien für eine Major Depression. Die Kriterien für eine Major Depression nach DSM-5 sind im Kasten in Auszügen dargestellt:

Auszug aus den diagnostischen Kriterien der Major Depression nach DSM-5 (Abdruck erfolgt mit Genehmigung aus der deutschen Ausgabe des Diagnostic and Statistical Manual of Mental Disorders, Fifth Edition © 2013, Dt. Ausgabe: © 2015, American Psychiatric Association. Alle Rechte vorbehalten)

A. Mindestens fünf der folgenden Symptome bestehen während derselben 2-Wochen-Periode und stellen eine Änderung gegenüber dem vorher bestehenden Funktionsniveau dar; mindestens eines der Symptome ist entweder (1) depressive Verstimmung oder (2) Verlust an Interesse oder Freude.
Beachte: Auszuschließen sind Symptome, die eindeutig durch einen medizinischen Krankheitsfaktor bedingt sind.
1. Depressive Verstimmung für die meiste Zeit des Tages an fast allen Tagen, von der betroffenen Person selbst berichtet (z. B. fühlt sich traurig, leer oder hoffnungslos) oder von anderen beobachtet (z. B. erscheint den Tränen nahe). (*Beachte:* Kann bei Kindern und Jugendlichen auch reizbare Stimmung sein.)
2. Deutlich vermindertes Interesse oder Freude an allen oder fast allen Aktivitäten, an fast allen Tagen, für die meiste Zeit des Tages (entweder nach subjektivem Bericht oder von anderen beobachtet).
3. Deutlicher Gewichtsverlust ohne Diät oder Gewichtszunahme (z. B. mehr als 5 % des Körpergewichtes in einem Monat) oder verminderter oder gesteigerter Appetit an fast allen Tagen. (*Beachte:* Bei Kindern ist das Ausbleiben der zu erwartenden Gewichtszunahme zu berücksichtigen.)
4. Insomnie oder Hypersomnie an fast allen Tagen.
5. Psychomotorische Unruhe oder Verlangsamung an fast allen Tagen (durch andere beobachtbar, nicht nur das subjektive Gefühl von Rastlosigkeit oder Verlangsamung).
6. Müdigkeit oder Energieverlust an fast allen Tagen.
7. Gefühle von Wertlosigkeit oder übermäßige oder unangemessene Schuldgefühle (die auch ein wahnhaftes Ausmaß annehmen können) an fast allen Tagen (nicht nur Selbstvorwürfe oder Schuldgefühle wegen des Krankseins).
8. Verminderte Fähigkeit zu denken oder sich zu konzentrieren oder verringerte Entscheidungsfähigkeit an fast allen Tagen (entweder nach subjektivem Bericht oder von anderen beobachtet).
9. Wiederkehrende Gedanken an den Tod (nicht nur Angst vor dem Sterben), wiederkehrende Suizidvorstellungen ohne genauen Plan, tatsächlicher Suizidversuch oder genaue Planung eines Suizids.

B. Die Symptome verursachen in klinisch bedeutsamer Weise Leiden oder Beeinträchtigungen in sozialen, beruflichen oder anderen wichtigen Funktionsbereichen.

C. Die Symptome sind nicht Folge der physiologischen Wirkung einer Substanz oder eines medizinischen Krankheitsfaktors.

D. Das Auftreten einer Episode einer Major Depression kann nicht besser durch eine Schizoaffektive Störung, Schizophrenie, Schizophreniforme Störung, Wahnhafte Störung, oder Andere Näher Bezeichnete oder Nicht Näher Bezeichnete Störung aus dem Schizophrenie-Spektrum und Andere Psychotische Störungen erklärt werden.

E. Es bestand niemals eine manische oder eine hypomane Episode.

Zudem erfolgt über Zusatzcodierungen eine Schätzung des Schweregrades und des Verlaufs (rezidivierend vs. einzelne Episode).

Essanfälle können auch bei der Borderline-Persönlichkeitsstörung vorkommen. Es ist daher differenzialdiagnostisch abzuklären, ob eine Borderline-Persönlichkeitsstörung vorliegt bzw. ob die Essanfälle ausschließlich im Rahmen impulsiven Verhaltens (Kriterien 4) einer Borderline-Persönlichkeitsstörung vorkommen und weitere Kriterien der BES nicht erfüllt sind.

BES versus Borderline-Persönlichkeitsstörung

Nach den DSM-5-Kriterien liegt eine Borderline-Persönlichkeitsstörung vor, wenn folgende Symptome vorliegen:

Diagnostische Kriterien der Borderline-Persönlichkeitsstörung nach DSM-5 (Abdruck erfolgt mit Genehmigung aus der deutschen Ausgabe des Diagnostic and Statistical Manual of Mental Disorders, Fifth Edition © 2013, Dt. Ausgabe: © 2015, American Psychiatric Association. Alle Rechte vorbehalten)

A. Ein tiefgreifendes Muster von Instabilität in zwischenmenschlichen Beziehungen, im Selbstbild und in den Affekten sowie von deutlicher Impulsivität. Der Beginn liegt im frühen Erwachsenenalter, und das Muster zeigt sich in verschiedenen Situationen. Mindestens fünf der folgenden Kriterien müssen erfüllt sein:
   1. Verzweifeltes Bemühen, tatsächliches oder vermutetes Verlassenwerden zu vermeiden. (*Beachte:* Hier werden keine suizidalen oder selbstverletzenden Handlungen berücksichtigt, die in Kriterium 5 enthalten sind.)
   2. Ein Muster instabiler und intensiver zwischenmenschlicher Beziehungen, das durch einen Wechsel zwischen den Extremen der Idealisierung und Entwertung gekennzeichnet ist.
   3. Identitätsstörung: ausgeprägte und andauernde Instabilität des Selbstbildes oder der Selbstwahrnehmung.
   4. Impulsivität in mindestens zwei potenziell selbstschädigenden Bereichen (Geldausgaben, Sexualität, Substanzmissbrauch, rücksichtsloses Fahren, „Essanfälle“). (*Beachte:* Hier werden keine suizidalen oder selbstverletzenden Handlungen berücksichtigt, die in Kriterium 5 enthalten sind.)

5. Wiederholte suizidale Handlungen, Selbstmordandeutungen oder -drohungen oder Selbstverletzungsverhalten.
6. Affektive Instabilität infolge einer ausgeprägten Reaktivität der Stimmung (z. B. hochgradige episodische Dysphorie, Reizbarkeit oder Angst, wobei diese Verstimmungen gewöhnlich einige Stunden und nur selten mehr als einige Tage andauern).
7. Chronische Gefühle von Leere.
8. Unangemessene, heftige Wut oder Schwierigkeiten, die Wut zu kontrollieren (z. B. häufige Wutausbrüche, andauernde Wut, wiederholte körperliche Auseinandersetzungen).
9. Vorübergehende, durch Belastungen ausgelöste paranoide Vorstellungen oder schwere dissoziative Symptome.

Es empfiehlt sich, die Diagnosekriterien der psychischen Störungen systematisch anhand von strukturierten Interviewleitfäden zu erfassen (siehe unten).

3.4 Assoziierte Probleme

Komorbide psychische Störungen

Komorbide psychische Störungen. Für die Therapieplanung ist es wichtig zu wissen, welche psychischen Störungen zusätzlich zur BES vorliegen, und abzuklären, welche Störung aktuell für die Behandlung Vorrang hat. Komorbid kommen bei der BES vor allem affektive Störungen, insbesondere unipolare Depression, Dysthymie, bipolare Störungen sowie Angststörungen vor. Zur Abklärung der Komorbidität sind gängige Diagnosechecklisten oder Interviewverfahren hilfreich (siehe unten).

Körperbildprobleme

Körperbildprobleme. Unter Körperbildproblemen werden u. a. *Fehlwahrnehmungen und Fehleinschätzungen* in Bezug auf den Umfang des Körpers (z. B. den Überschätzung des Körperumfangs), eine *zu hohe Wichtigkeit des Körpers* bzw. *der Figur* bei der Einschätzung der eigenen Person sowie ausgeprägte negative Gefühle gegenüber dem Körper (z. B. Scham, Ekel, ausgeprägte Unzufriedenheit mit der Figur) verstanden (Tuschen-Caffier, 2015). Es zeigt sich, dass Patienten mit BES verschiedene Facetten von Körperbildproblemen haben können; so haben Patienten mit BES im Vergleich zu Menschen, die „nur" übergewichtig bzw. „nur" adipös sind, stärker ausgeprägte negative Gefühle gegenüber ihrem Körper (z. B. Ekel, Scham) sowie negativere Gedanken und Bewertungen gegenüber ihrem Körpergewicht („Ich bin viel zu dick und hässlich").

Für die Therapieplanung ist es relevant, ob neben den diagnostischen Merkmalen der BES bei dem jeweiligen Patienten assoziiert auch Körperbildprobleme vorliegen, die entsprechende Interventionen erforderlich machen. Der Diagnostiker bzw. Therapeut kann anhand folgender Fragen erste Hinweise auf das Vorliegen von Körperbildproblemen gewinnen (vgl. zudem die Karte „Kurzanleitung zur Exploration von Körperbildproblemen“ am Ende des Buches):

- Wie zufrieden sind Sie mit Ihrer Figur?
- Wie fühlen Sie sich, wenn Sie Ihre Figur im Spiegel sehen?
- Versuchen Sie, nach Möglichkeit Aktivitäten (z. B. schwimmen) zu vermeiden, bei denen Ihre Figur für andere Menschen unmittelbar sichtbar ist?
- Wie fühlen Sie sich, wenn für andere Menschen Ihre Figur unmittelbar sichtbar ist (z. B. bei einer ärztlichen Untersuchung).
- Vermeiden Sie es, sich zu wiegen?
- Wie fühlen Sie sich, wenn Sie sich wiegen?
- Wie wichtig ist es für Ihre Lebenszufriedenheit, ob Sie zu- oder abgenommen haben?
- Wie wichtig ist Ihr Körpergewicht für Sie, um sich als Mensch wertvoll zu fühlen?
- Ist Ihre Figur wichtig, um sich als Mensch wertvoll zu fühlen?
- Beschäftigen Sie sich in Gedanken so häufig mit Ihrer Figur und ihrem Körpergewicht, dass Sie sich schwer auf andere Themen konzentrieren können?
- Kreisen Ihre Gedanken derart ausgeprägt um das Thema Figur und Gewicht, dass dies bei Ihnen zu negativen Stimmungen führt (z. B. Ärger, Gereiztheit, Traurigkeit, Hoffnungslosigkeit)?

Zur weiteren Diagnostik können Körperbildprobleme im Experteninterview (Eating Disorder Examination, EDE) oder im Selbsturteil der Patienten (Eating Disorder Examination-Questionnaire, EDE-Q; siehe dazu Kapitel 3.5) erfasst werden.

Selbstregulation und Regulation von Emotionen

Probleme mit der Selbstregulation und Regulation von Emotionen. Wie bereits in Kapitel 2 beschrieben, geht die BES häufig einher mit allgemeinen Problemen in der Selbstregulation (z. B. impulsives Verhalten) sowie mit Problemen bei der Regulation von Emotionen. Folgende Fragen können einen ersten Eindruck geben, ob dies bei dem jeweiligen Patienten der Fall sein könnte:

Fragen zur Selbstregulation:

- Kommt es vor, dass Sie spontan etwas tun, worüber Sie sich im Nachhinein ärgern oder was Sie vielleicht bereuen, z. B. größere Geldausgaben, die Sie nicht geplant haben, riskantes Fahrverhalten im Straßenverkehr, sexuelle Kontakte mit wechselnden Partnern?
- Verlieren Sie manchmal – neben dem Problem mit dem Essen – die Kontrolle über Ihr Verhalten, z. B. indem Sie exzessiv Alkohol trinken?
- Ist Ihr Verhalten stets wohlüberlegt und gut geplant oder sind Sie manchmal impulsiv und verhalten sich so, dass Sie sich damit selbst Schaden zufügen könnten?

Fragen zur Regulation von Emotionen:

- Kommt es vor, dass Sie relativ schnell intensive Gefühle wie z. B. Wut oder Ärger entwickeln?
- Wenn Sie negative Gefühle haben, fällt es Ihnen dann schwer, sich wieder zu beruhigen?
- Bringen Sie anderen gegenüber negative Gefühle deutlich zum Ausdruck oder versuchen Sie, Ihre Gefühle eher zu verbergen?
- Was tun Sie, um intensive negative Gefühle wieder ein wenig „abkühlen" zu lassen? Manche Menschen berichten, dass sie sich aktiv ablenken, z. B. durch Computerspiele, Joggen, Essen oder Alkohol? Andere warten dagegen einfach ab, bis die Gefühle von allein wieder schwächer werden. Wie gehen Sie mit intensiven negativen Gefühlen um?
- Kommt es vor, dass Sie intensive positive Gefühle, z. B. Begeisterung, Freude, Zuneigung erleben?
- Können Sie positive Gefühle genießen oder versuchen Sie, diese Gefühle schnell wieder abzuschwächen oder zu unterdrücken?
- Wünschen Sie sich, die Intensität Ihrer Gefühle mehr kontrollieren zu können?
- Akzeptieren Sie Ihre Gefühle und die Art und Weise, wie Sie mit Ihren Gefühlen umgehen?

3.5 Verfahren zur Erfassung der BES und assoziierter Psychopathologie

3.5.1 Interviews zur Erfassung psychischer Störungen

Strukurierte Interviews zur Diagnosestellung psychischer Störungen

Der Goldstandard zur diagnostischen Erfassung psychischer Störungen sind Interviewleitfäden, anhand derer sich die Diagnosekriterien für psychische Störungen systematisch erfassen lassen. Zur strukturierten Erfassung der Diagnosekriterien nach DSM-IV (bzw. ICD-10) liegen das *Strukturierte Klinische Interview* (SKID; Wittchen, Fydrich & Zaudig, 1997) sowie das *Diagnostische Interview für psychische Störungen* (DIPS; Schneider & Margraf, 2011) vor.

Beide Interviews erlauben die Erfassung der für den klinischen Bereich wichtigsten psychischen Störungen. Das SKID erlaubt ferner die Erfassung von Persönlichkeitsstörungen. Die Durchführung eines diagnostischen Interviews anhand des DIPS oder SKID dauert ein bis zwei Stunden. Für beide Verfahren ist ein vorheriges Training erforderlich. Die Gütekriterien sind je nach Störungsbereich zufriedenstellend bis gut. Beide Interviews müssen allerdings noch auf die Erfassung der Diagnosekriterien nach DSM-5 angepasst werden.

3.5.2 Interviews zur Erfassung von Essstörungen

Strukturierte Interviews für Essstörungen

Für die strukturierte Erfassung der Psychopathologie der BES und die Erfassung therapierelevanter Informationen liegen im deutschsprachigen Raum zwei Interviews vor: das *Eating Disorder Examination* (Fairburn & Cooper, 1993; Hilbert & Tuschen-Caffier, 2016), das als Goldstandard in der Diagnostik von Essstörungen gilt, sowie das *Strukturierte Inventar für Anorektische und Bulimische Essstörungen* (SIAB-EX; Fichter & Quadflieg, 1999).

Das *Eating Disorder Examination* erfasst neben den Diagnosekriterien von Essstörungen auch die damit assoziierte Psychopathologie wie ein gezügeltes Essverhalten, essensbezogene Sorgen, Probleme bzgl. der Bewertung von Figur und Gewicht.

Für den deutschsprachigen Raum sind die Materialien in elektronischer Form frei verfügbar (www.dgvt-verlag.de/e-books/1_Hilbert_Tuschen-Caffier_EDE_2016.pdf). Das Interview dauert ca. eine Stunde. Zur reliablen und validen Diagnosestellung kann eine Kurzfassung eingesetzt werden, anhand derer ausschließlich die DSM-Kriterien der BES abgefragt werden können.

Alternativ kann das *Strukturierte Inventar für Anorektische und Bulimische Essstörungen* (SIAB-EX) eingesetzt werden; das Interview ist eine Expertenbeurteilung und zielt neben der Erfassung essstörungsspezifischer Symptome auch auf die Diagnostik allgemeiner Symptome wie Ängste und Beeinträchtigungen in der sozialen Kompetenz ab, die mit Essstörungen einhergehen können. Allerdings erfasst das Interview komorbide Symptome nicht systematisch anhand der Klassifikationskriterien, sodass sich damit keine komorbiden Diagnosen stellen lassen. Insbesondere wenn Interviews zur klassifikatorischen Diagnostik (z. B. DIPS, SKID) eingesetzt werden, kann es zu redundanter Informationserhebung kommen. In diesem Fall wird empfohlen, nur die auf die Essstörungen bezogenen Fragen aus dem SIAB-EX zu stellen.

Ein Vorteil bei der Verwendung von Interviews zur Erfassung der Essstörungspathologie ist, dass damit systematisch die für die Diagnosestellung erforderlichen Informationen erfasst werden können. Empfehlenswert ist eine Schulung der Interviewer in der Anwendung der Interviews, da damit die Wahrscheinlichkeit für eine reliable und valide Diagnosestellung erhöht wird.

3.5.3 Fragebogenverfahren zum Selbstbericht über Essstörungen

Fragebögen zum Selbstbericht über Essstörungen

Für die Diagnostik, Verlaufsdokumentation und Evaluation psychotherapeutischer Behandlungen bei BES stehen eine Reihe gut evaluierter Fragebögen zur Verfügung (Tuschen-Caffier, Pook & Hilbert, 2005; S3-Leitlinie zur Diagnostik und Behandlung von Essstörungen). Exemplarisch beschreiben wir das *Eating Disorder Examination-Questionnaire* (EDE-Q: Fairburn & Beglin, 1994; Hilbert & Tuschen-Caffier, 2016a), ein Verfahren, das u. E. routinemäßig in der klinischen Praxis bei Patienten mit Essstörungen, aber auch bei Patienten mit anderen psychischen Störungen zur Erfassung komorbider Symptome und Probleme eingesetzt werden kann. Das Verfahren ist die Fragebogenversion des strukturierten Experteninterviews *Eating Disorder Examination* (EDE; Fairburn & Cooper, 1993; deutsche Fassung Hilbert & Tuschen-Caffier, 2016).

Dementsprechend erfasst das EDE-Q mit vier Subskalen (restrained eating, eating concern, weight concern, shape concern) aus der Sicht der Patienten Merkmale der Psychopathologie von Essstörungen sowie Kernverhaltensweisen von Essstörungen. Der EDE-Q ist in der Regel in weniger als 15 Minuten bearbeitbar. Da in der klinischen Praxis das EDE-Interview – noch dazu als Addendum zu einem strukturierten Interview wie dem DIPS oder SKID – häufig aus Zeitgründen keine Anwendung findet, ist der Fragebogen (EDE-Q) ein ökonomisches und einfach auswertbares Instrument, um aus der Sicht des Patienten wichtige, auf die Essstörungspsychopathologie bezogene Informationen zu erheben.

Allerdings lassen sich anhand der gewonnenen Daten keine Diagnosen stellen; dies erfordert die systematische Erfassung und Beurteilung diagnostischer Informationen aus Expertensicht. Der Fragebogen und alle für die Auswertung erforderlichen Unterlagen stehen kostenlos zur Verfügung (www.dgvt-verlag.de/e-books/1_Hilbert_Tuschen-Caffier_EDE_2016.pdf).

3.5.4 Tagebücher

Tagebücher

Basierend auf unseren klinischen Erfahrungen und Forschungszugängen halten wir *Tagebuchverfahren* für eine sehr sinnvolle Methode zur Erhebung therapierelevanter Informationen. Tagebücher erlauben eine erlebensnahe Erfassung von Gedanken, Gefühlen und Verhaltensweisen, die mit dem Essproblem assoziiert sind. Für die Diagnostik von Patienten mit BES setzen wir vor allem folgende Tagebuchverfahren ein:

- Ernährungstagebuch,
- Essanfallstagebuch,
- Tagebuch negativer Gedanken und Gefühle,
- Körperbildtagebuch.

Ernährungstagebuch

Ernährungstagebuch. In diesem Tagebuch geht es darum, die Mahlzeitenstruktur und die Zusammensetzung der Ernährung zu erfassen und mögliche Zusammenhänge mit belastenden Situationen zu erkennen. Der Patient trägt jeweils ein, wann und was er gegessen hat, in welcher Situation er gegessen hat (z. B. allein, in Gesellschaft, am Computer) und wie er sich in der Situation gefühlt hat; zudem gibt er an, ob er selbst die Art und Menge der gegessenen Nahrung als Essanfall beschreiben würde (vgl. Tuschen-Caffier & Florin, 2012; vgl. „Marburger Ernährungsprotokoll" im Anhang, S. 96 sowie die dazugehörende Anleitung auf S. 95).

Wir setzen das Ernährungstagebuch nicht nur in der diagnostischen Phase, sondern auch während der Therapie ein. Als Begründung dafür vermitteln wir den Patienten, dass das Führen eines Ernährungstagebuchs die Selbstbeobachtung fördert und eine kontinuierliche Selbstbeobachtung der erste Schritt zur Veränderung des Essproblems ist. Auch hilft das Tagebuch, erste Zusammenhänge zwischen Stressoren und Essverhalten zu identifizieren. Wichtig ist, wie bei allen therapeutischen Hausaufgaben, dass der Therapeut die Tagebucheinträge auch regelmäßig in der Therapie bespricht. Dazu kann es hilfreich sein, wenn ein „guter" und ein „schlechter" Tag besprochen und die Unterschiede herausgearbeitet werden.

Ferner kann der Therapeut den Patienten anleiten, dass er selbst eine Zusammenfassung zu den wöchentlichen Protokollen erarbeitet und mitbringt (z. B. in Bezug auf die Zusammensetzung der Nahrung hinsichtlich der Makronährstoffe oder hinsichtlich typischer Auslöser von Essanfällen). Wenn es dem Patienten aus zeitlichen, motivationalen oder anderen Gründen nicht möglich ist, das Tagebuch regelmäßig zu führen, sollte überlegt werden, ob es möglich ist, das Tagebuch zumindest an zwei Tagen in der Woche führen zu lassen; ausgewählt werden könnte ein „guter" und ein „schlechter" Tag bezogen auf das Essverhalten. Es sollte aber auf jeden Fall mindestens einmal möglich gewesen sein, dass der Patient über einen Zeitraum von einer Woche das Tagebuch führt, damit der Therapeut zeitnahe und verhaltensbezogene diagnostische Informationen über das Essverhalten des Patienten erhält. Zur Motivationsförderung weist der Therapeut darauf hin, dass er nur dann einen maßgeschneiderten Behandlungsplan für den Patienten entwickeln kann, wenn er im Detail Kenntnis von den Problemen des Patienten erhält.

Ob das Tagebuch während der gesamten Therapie eingesetzt werden kann, hängt auch davon ab, welche anderen Tagebücher (siehe unten) zusätzlich vorgegeben werden. Als Handlungsregel – basierend auf klinischen Erfahrungen – gilt mit Blick auf die Compliance und Aussagekraft der Selbstangaben, dass ein Patient pro Tag nicht mehr als 7 bis 10 Minuten mit dem Ausfüllen von Tagebüchern verbringen sollte.

Essanfallstagebuch

Essanfallstagebuch. Dieses Tagebuch zielt darauf ab, auslösende interne und externe Bedingungen von Essanfällen, im Sinne des S-R-C-Modells systematisch zu erheben. Gedanken und Gefühle werden sozusagen im Zeitstrom *vor*, *während* und *nach* einem Essanfall erhoben. Durch die systematische Erhebung dieser Informationen lassen sich erste Hypothesen über funktionale Zusammenhänge zwischen Essanfällen und negativen Ereignissen, Gedanken und Gefühlen bilden (z. B. Essanfälle als Korrektiv negativer Gefühle (z. B. Anspannung, Nervosität, Wut), auch wenn sich dadurch sekundär – sozusagen als unerwünschte Nebenfolge – andere negative Gefühle (z. B. Scham- und Schuldgefühle) ausbilden können (vgl. „Anleitung zum Führen des Essanfallstagebuchs" im Anhang, S. 97).

Es ist sinnvoll, die Patienten explizit darauf hinzuweisen, dass es insbesondere zu Beginn einer systematischen Selbstbeobachtung so sein kann, dass sie nicht bei allen Kategorien Angaben machen können. So kann es z. B. sein, dass sie keine Gedanken identifizieren können, die den Essanfällen vorausgehen, sie begleiten oder ihnen nachfolgen. Manchmal kann es aber auch sein, dass solche Gedanken erst im Verlauf der Behandlung der Selbstbeobachtung zugänglich werden.

Das in Abbildung 2 dargestellte Beispiel für das Ausfüllen des Tagebuchs kann den Patienten zur Illustration mitgegeben werden. Wir haben hier bewusst deutlich gemacht, dass nicht zu allen Kategorien Angaben gemacht werden müssen, z. B. sollen Gedanken nur dann formuliert werden, wenn sie auch tatsächlich der Selbstbeobachtung zugänglich waren.

Tagebuch negativer Gedanken und Gefühle

Tagebuch negativer Gedanken und Gefühle. Dieses Tagebuch ist angelehnt an das Vorgehen zur Erfassung negativer Gedanken und Gefühle bei Patienten mit Depression (Beck, Rush, Shaw & Emery, 1986). Allerdings ist es sinnvoll, zunächst negative Gedanken und Gefühle im Kontext von belastenden Ereignissen durch sytematische Selbstbeobachtung zu identifizieren und erst im zweiten Schritt, alternative Sichtweisen zu erarbeiten (vgl. auch „Tagebuch zum Erkennen und Benennen negativer Gedanken und Gefühle" im Anhang, S. 99 sowie Abbildung 3).

Körpertagebuch

Körperbildtagebuch. Dieses Tagebuch wird nur dann eingesetzt, wenn sich Hinweise auf Körperbildprobleme ergeben haben. Entsprechend dem S-R-C-Schema beschreibt der Patient die Situation, in der er sich mit seiner Figur bzw. seinem Körper und dessen Gewicht unwohl gefühlt hat (S), er beschreibt auch Gedanken und Gefühle gegenüber dem Körper bzw. der Figur. In der diagnostischen Phase wird diese verkürzte Fassung des Tagebuchs eingesetzt, innerhalb der Therapie wird das Tagebuch ergänzt um Fragen nach alternativen Sichtweisen bzw. Gedanken und deren Auswirkungen auf die Gefühlslage (zur Vertiefung siehe Hilbert & Tuschen-Caffier, 2010). Es ist auch möglich, Gedanken und Gefühle gegenüber dem Körper bzw. der Figur anhand des hier beschriebenen Tagebuchs zum Erkennen und Benennen negativer Gedanken und Gefühle zu erfassen.

3.5.5 Medizinische Diagnostik

Medizinische Diagnostik

Während zur Bestimmung des Body-Mass-Index (kg/m^2) die Körpergröße und das Körpergewicht in der psychotherapeutischen Praxis bzw. vom

Essanfallstagebuch									
Datum: 07.05.2014	Beginn des Essanfalls: 11.00 (Uhrzeit) Ende des Essanfalls: 12.00 (Uhrzeit)								
Gefühle vor dem Essanfall		gering ______ stark							
	ängstlich	0	1	2	3	4	5	X	7
	traurig	0	1	2	3	X	5	6	7
	angespannt	0	1	2	3	4	5	6	X
	gut gelaunt	X	1	2	3	4	5	6	7
	ärgerlich	0	X	2	3	4	5	6	7
	beschämt	X	1	2	3	4	5	6	7
	müde	0	1	X	3	4	5	6	7
	anderes Gefühl (bitte benennen):	X	1	2	3	4	5	6	7
Auslösendes Ereignis für den Essanfall?	Eigentlich nichts erkennbar, es war eher so, dass ich mir selbst Stress gemacht habe.								
Gedanken vor dem Essanfall?	Keine konkreten Gedanken, eher Gedankenfetzen mit denen ich mir Stress gemacht habe wie „Setz Dich endlich an den Schreibtisch! Hör auf zu putzen!“								
Gefühle *während* des Essanfalls?	Ich war mit dem Essen beschäftigt. Das lenkt von allem ab, habe mich ein bisschen wie ein Tier gefühlt, das nur aufs Essen aus ist.								
Gefühle nach dem Essanfall		gering ______ stark							
	ängstlich	0	1	X	3	4	5	6	7
	traurig	0	1	2	3	4	5	X	7
	angespannt	0	1	X	3	4	5	6	7
	gut gelaunt	0	X	2	3	4	5	6	7
	ärgerlich	0	1	2	3	X	5	6	7
	beschämt	0	1	2	3	4	5	X	7
	müde	0	1	2	3	4	5	X	7
	anderes Gefühl (bitte benennen):	0	1	2	3	X	5	6	7
Gedanken nach dem Essanfall?	Nichts Konkretes								

Abbildung 2: Beispiele für Einträge eines Patienten im Essanfallstagebuch

Tagebuch zum Erkennen und Benennen negativer Gedanken und Gefühle				
Sobald Sie *unangenehme Gefühle* bei sich wahrnehmen, versuchen Sie zu beschreiben, wie sich das anfühlt bzw. um welche Gefühle es sich handelt. Achten Sie auch auf damit einhergehende *Gedanken und Vorstellungsbilder* und beschreiben Sie die *Situation*, die möglicherweise die Gefühle, Gedanken und inneren Bilder ausgelöst hat. Beschreiben Sie auch, welche *Folgen* die Gefühle und Gedanken nach sich ziehen, z. B. in Bezug auf Ihr *Verhalten* oder auch auf andere Gefühle.				
Datum/ Uhrzeit	**Situation**	**Gefühl**	**Gedanken, innere Bilder**	**Folgen**
23.02.2015 20.00 Uhr	Konflikt mit meinem Mann; er wirft mir vor, dass ich unzuverlässig bin, z. B. zu oft später von der Arbeit nach Hause komme, als angekündigt	fühle mich aufgewühlt, angespannt, auch verärgert	Er nimmt mich nicht ernst; mein Beruf ist genauso wichtig wie sein Beruf. Vielleicht hat er aber doch Recht mit seinen Vorwürfen.	Ich will nicht mehr daran denken, aber die Gedanken an den Streit kommen immer wieder. Ich fühle mich schlecht, habe Schuldgefühle. Ich esse.

Abbildung 3: Beispiel eines ausgefüllten Tagebuches negativer Gedanken und Gefühle (angelehnt an Beck et al., 1986)

Psychotherapeuten erfasst werden, sollten die Patienten vor Therapiebeginn in Bezug auf ihren körperlichen Gesundheitszustand medizinisch untersucht werden; dies geschieht in der Regel vom Hausarzt. Nach den S3-Leitlinien zur Diagnostik und Therapie von Essstörungen wird empfohlen, bei Patienten mit Essstörungen neben peripherphysiologischen Parametern (Blutdruck, Herzfrequenz) auch den internistischen Status zu erheben (z. B. Gefäßstatus, Inspektion der Mundhöhle, der Speicheldrüsen, des Thorax, der Hautoberfläche). Zudem sollten neurologische Untersuchungen durchgeführt werden (z. B. Stand und Gang, Muskeleigenreflexe) und Laborparameter erhoben werden (z. B. Glukose, Elektrolyte, Amylase, Urinstatus, TSH), um den allgemeinen Gesundheitszustand der Patienten einschätzen zu können (Herpertz et al., 2011).

3.5.6 Kognitive Vorbereitung auf die Therapie

Vermittlung eines plausiblen Entstehungs- und Veränderungsmodells

Ein wesentlicher Beitrag zur Motivierung der Patienten für die Therapie wird durch die Vermittlung eines plausiblen Modells für (a) die Entstehung und Aufrechterhaltung der BES sowie (b) für die Veränderung der Problematik im Rahmen der kognitiven Vorbereitung auf die Therapie geleistet. So ist darauf zu achten, dass die Patienten das Erklärungsmodell gut verstehen und behalten können, dass sie es außerdem glaubwürdig finden und für sich selbst annehmen können.

Demzufolge erarbeitet der Therapeut zusammen mit dem Patienten ein plausibles Erklärungsmodell und die Patienten werden angeleitet, das Erklärungsmodell anhand eigener Beispiele durchzuspielen. Durch konkrete Fragen werden die Patienten zu eigenen Schlussfolgerungen angeregt und nicht zuletzt ausdrücklich gebeten, ihre Bedenken, Zweifel und Fragen frei zu äußern und – wenn möglich – auch eigene Erfahrungen zu berichten, die mit dem Erklärungsmodell in Widerspruch zu stehen scheinen. Die Aufgabe des Therapeuten besteht dann darin, nach der *Methode des geleiteten Entdeckens* die offenen Fragen von den Patienten selbst beantworten zu lassen und die Kompatibilität ihrer Erfahrungen mit dem Modell zur Erklärung der Essstörung herauszuarbeiten. Bei der Gesprächsführung achtet der Therapeut darauf, mögliche Einwände der Patienten zu antizipieren und in das Erklärungsmodell zu integrieren.

Es werden Entstehungsfaktoren und aufrechterhaltende Faktoren erarbeitet, z. B. Grübeln um die Figur und das Gewicht führt zu negativen Stimmungen, die zu Auslösern für Essanfälle werden; Essanfälle führen zu negativer Verstärkung im Sinne der Reduktion der negativen Stimmungslage oder zur Ablenkung von den Grübelinhalten.

Zum Beispiel kann der Therapeut folgende Interventionen einsetzen:

- Feedback geben über diagnostische Befunde:

> Frau R., wir haben nun vier Gespräche miteinander geführt und Sie haben verschiedene Fragebögen und Tagebücher bearbeitet. Die diagnostischen Befunde deuten darauf hin, dass bei Ihnen eine Erkrankung vorliegt, die wir in der Fachsprache als Binge-Eating-Störung bezeichnen. Typisch für diese Erkrankung sind die regelmäßig vorkommenden Essanfälle, die sich Ihrer willentlichen Kontrolle entziehen. Typisch ist auch, dass Sie diese Essanfälle haben, wenn Sie allein sind bzw. sich nicht von anderen beobachtet fühlen. Und es gehört auch dazu, dass Sie zwar während der Essanfälle ruhiger werden, sich ihre Stimmung sogar etwas verbessern kann, aber dass sich im Nachhinein negative Gefühle wie z. B. Schuldgefühle zeigen, indem sie sich z. B. Vorwürfe machen, die Kontrolle über das Essen verloren zu haben.

- Wertschätzende und ressourcenaktivierende Interventionen:

> Es ist tatsächlich schwierig, gegen diese Essanfälle anzukämpfen. Man kann sich nicht einfach vornehmen, damit aufzuhören. Aber es ist sehr gut, dass Sie jetzt hier sind und sich Unterstützung holen. Es war vermutlich nicht leicht, sich für die Therapie zu entscheiden, aber das haben Sie geschafft, Sie sind den ersten Schritt in Richtung Veränderung bereits gegangen.

- Offene Fragen stellen zu subjektiven Theorien des Patienten zur Entstehung und zur Aufrechterhaltung des Problems:

> Was ist Ihre Erklärung dafür, dass Sie dieses Problem mit dem Essen haben, und vor allem, wieso das nicht wieder weggeht?

- Subjektive Theorien des Patienten über die Veränderung des Problems aktualisieren:

> Es stellt sich mir nun die Frage, was Sie selber glauben, wie das Problem geändert werden könnte.

Darauf aufbauend werden Implikationen für die Veränderung erarbeitet (Veränderungsmodell). Die Patienten werden angeregt, ungeachtet ihrer Ängste und Sorgen hinsichtlich der Umsetzbarkeit der Verhaltensänderungen zunächst so viele Ideen wie möglich zur Veränderung der Problematik zu generieren. Anschließend werden sie gebeten, sich vorzustellen, sie würden ab sofort ihr Essverhalten in gesundheitsförderlicher Richtung verändern (z. B. regelmäßiger essen, ihren Körper/ihre Figur genau betrachten). Sie werden dann nach ihren Erwartungen in Bezug auf kurz- und langfristige Folgen befragt. Dabei finden insbesondere Strategien der kognitiven Therapie Anwendung (z. B. „Was spricht dafür bzw. dagegen, dass Sie Kontrolle über Ihr Essverhalten erlernen können?").

Zum Abschluss des Gesprächs fasst der Therapeut die besprochenen Vor- und Nachteile der Therapie nochmals zusammen, greift die Bedenken der Patienten auf, zeigt Verständnis für die Bedenken und räumt eine Bedenkzeit (z. B. einige paar Tage, eine Woche) ein, innerhalb derer sich die Patienten für oder gegen die Therapie entscheiden können. Die Selbstständigkeit der Entscheidung, das wiederholte Abwägen der Vor- und Nachteile der Therapie auf der Grundlage einer detaillierten Information über die Anforderungen der Therapie sowie über mögliche Folgen bei Nichtbehandlung (z. B. Fortbestehen der Essstörung; gravierende Folgen wie ein weiterer Anstieg der Adipositas) ist eine gute Möglichkeit, um Eigenmotivation und Kooperationsbereitschaft auf Seiten der Patienten zu fördern.

3.5.7 Abfolge der diagnostischen Erhebungen

Es empfiehlt sich, nach dem Erstgespräch, das einer allgemeinen Orientierung über die Symptomatik sowie dem Aufbau einer tragfähigen Therapeut-Patient-Beziehung dient, in der zweiten und ggf. dritten Sitzung eine systematische Abklärung der Symptomatik sowie komorbider Probleme anhand strukturierter Interviews durchzuführen. Die Patienten werden vorab informiert, dass sich dieses Gespräch an einem Interviewleitfaden orientiert und dass es dazu dient, einen umfassenden Überblick über die Problemlage des Patienten zu gewinnen, um somit eine optimal auf die jeweilige Problemlage abgestimmte Psychotherapie zu ermöglichen. Des Weiteren erhalten sie im Anschluss an die zweite Sitzung eine Reihe von Fragebögen, die sie zu Hause bearbeiten und zur dritten Sitzung wieder mitbringen (vgl. Tabelle 3).

Zudem werden in einem Anamnesegespräch die Krankengeschichte sowie lebensgeschichtliche Daten und Erfahrungen erfragt, die für die Erklärung der psychischen Störung(en) von Bedeutung sein können. Es kann auch sinnvoll sein, relevante Bezugspersonen (z. B. den Lebensgefährten) in dieses Gespräch einzubeziehen, um deren Sichtweise auf das Problem des Patienten in Erfahrung zu bringen. Auch wird den Patienten empfohlen, sich an ihren Hausarzt zu wenden, um mögliche körperliche Probleme abzuklären, die mit der BES einhergehen können und die bei der Behandlungsplanung zu berücksichtigen sind.

In der vierten oder fünften Sitzung erfolgt die *Kognitive Vorbereitung* auf die Therapie, in der dem Patienten die Befunde zurückgemeldet werden sowie ein Erklärungsmodell für die BES sowie darauf aufbauend ein Veränderungsmodell abgeleitet wird. Der Patient erhält dann einige Tage Bedenkzeit, um sich aktiv und ohne Einflussnahme des Therapeuten für oder gegen die Therapie zu entscheiden.

Tabelle 3: Diagnostische Ziele und Instrumente sowie Ablauf der diagnostischen Erhebungen

Diagnostisches Ziel	Instrument
Allgemeine Orientierung über die Symptomatik; Aufbau einer tragfähigen Therapeut-Patient-Beziehung	Erstgespräch; Exploration
Systematische diagnostische Abklärung der BES sowie komorbider psychischer Störungen	SKID oder DIPS; EDE
Fragebögen zum Selbstbericht über die Symptome der BES sowie komorbider Probleme (z. B. Depression, allgemeine körperliche und psychische Beschwerden)	- EDE-Q - Beck Depression Inventar II (BDI 2) zur Abklärung komorbider depressiver Symptome - Brief Symptom Inventar (BSI) zur Selbstbeurteilung psychischer Beschwerden und Belastungen
Anamnese, Krankengeschichte, u. a. prädisponierende Faktoren der BES, Erstmanifestation; ggf. Einbezug von Bezugspersonen	Exploration biographischer Daten, Anamnese
Tagebücher	Ernährungstagebuch, Essanfallstagebuch, Tagebuch zum Erkennen und Benennen negativer Gefühle und Gedanken
Problemanalyse, Fallkonzeption und Kognitive Vorbereitung	S-R-C-Modell, Vermittlung eines Modells zur (a) Erklärung und (b) Veränderung der Symptomatik

4 Behandlung

Kognitiv-behaviorale Therapie ist Behandlungsverfahren der ersten Wahl

Die kognitiv-behaviorale Therapie (KVT) ist zu dem das Psychotherapieverfahren der ersten Wahl bei der Behandlung der BES. Zentrales Ziel der Behandlung der BES ist die Reduktion der Essstörungssymptomatik, also primär der Essanfälle und der damit assoziierten Psychopathologie (u. a. Erleben von Kontrollverlust gegenüber dem Essen, Leiden wegen der Essanfälle) sowie der Probleme, die mit der Entstehung und Aufrechterhaltung der Essanfallsproblematik in Zusammenhang stehen können (z. B. Defizite in der Stressbewältigung, mangelnde Fertigkeiten in der Affektregulation, Selbstwertprobleme, interpersonelle Probleme).

Zudem wird im Rahmen eines Gesamtbehandlungsplanes auch auf die Veränderung des Übergewichtes bzw. der Adipositas sowie komorbider psychischer Störungen (z. B. Depressionen) abgezielt. Dafür werden die jeweils indizierten und evidenzbasierten Behandlungsprogramme eingesetzt, die im Rahmen dieses Buches allerdings nicht vertieft werden können.

Expositionsbasierte kognitiv-behaviorale Therapie

Je nach Behandlungszentrum werden auch innerhalb der KVT unterschiedliche Akzente in der Auswahl der Techniken gesetzt (z. B. Körperbildexpositionen versus kognitiv-affektive Interventionen zur Veränderung des Körperbildes). Wir werden im Folgenden ein expositionsbasiertes Vorgehen einer KVT-Behandlung der BES beschreiben, wie wir es in unseren jeweiligen Arbeitsbereichen an den Universitäten in Freiburg und Leipzig etabliert haben. Das therapeutische Konzept wurde seinerzeit vor dem Hintergrund der Forschungsliteratur zur Behandlung der BES, der Bulimia Nervosa und der Adipositas entwickelt. Charakteristisch für unseren Ansatz ist der expositionsbasierte Fokus der Therapie (z. B. Nahrungsmittelexposition, Körperbildexposition). Befunde zur expositionsbasierten Behandlung der Bulimia Nervosa (Tuschen-Caffier, Pook & Frank, 2001) haben uns seinerzeit ermutigt, diesen Ansatz auch auf die Behandlung der BES zu übertragen. Ausgangspunkt für das gewählte Vorgehen waren Forschungsprojekte, innerhalb derer ein gruppentherapeutischer Ansatz der KVT der BES evaluiert wurde (Hilbert & Tuschen-Caffier, 2004). Ein Behandlungsmanual, das auf der Grundlage des gruppentherapeutischen Vorgehens entwickelt wurde, liegt bereits vor (Hilbert & Tuschen-Caffier, 2010). Inzwischen haben wir weitere therapeutische Erfahrungen und Erkenntnisse in unser Vorgehen einbezogen, u. a. auch Empfehlungen der Leitlinien-Expertengruppe zur BES. Die wesentlichen Bausteine der Therapie, wie seinerzeit von uns evaluiert, haben wir beibehalten und angereichert um spezielle Interventionen (z. B. zur Emotionsregulation).

Allerdings ist es nach Einschätzung der Erstautorin auf der Basis umfangreicher klinischer Erfahrungen sinnvoller, insbesondere die Interventionen zur Körperbildtherapie im Einzeltherapieformat durchzuführen: Die Körperbildexpositionen im Einzeltherapieformat bieten einen geschützten Rahmen, innerhalb dessen sich die Patienten auf die sehr emotionalen Erfahrungen der Körperbildtherapie einlassen können. In der klinischen Praxis ist ohnehin die Einzeltherapie das am meisten durchgeführte Behandlungsformat, dies gilt auch für unsere Arbeitsbereiche in der ambulanten Psychotherapie der BES. Das einzeltherapeutische Vorgehen wird derzeit im Rahmen einer Multi-Center-Studie evaluiert (de Zwaan et al., 2012).

Im Folgenden wird das einzeltherapeutische Vorgehen der KVT bei der BES von Erwachsenen im ambulanten Setting beschrieben; das Vorgehen basiert auf dem Manual von Hilbert und Tuschen-Caffier (2010) und dessen Weiterentwicklungen. Die Behandlung beinhaltet insbesondere folgende Behandlungsmodule:

- *Modul zur Therapie des Essverhaltens*; z. B. die systematische Selbstbeobachtung des Essverhaltens, die Analyse der Funktionalität des Essens, verhaltensbezogene Maßnahmen zur Regulation des Essverhaltens, u. a. bzgl. der Mahlzeitenstruktur und der Zusammensetzung der Nahrungsmittel, Identifikation dysfunktionaler Kognitionen bzgl. Essen und Ernährung.

- *Modul zur Therapie von Körperbildstörungen*; insb. Interventionen zur Veränderung negativer Gefühle und Gedanken gegenüber der Figur und dem Gewicht, z. B. durch Körperbild-Exposition anhand eines Ganzkörperspiegels, kognitive Interventionen.
- *Modul zur Therapie dysfunktionaler Stressreaktionen*; z. B. durch Reizkonfrontation (Nahrungsmittel, Stressoren), kognitive Interventionen und Fertigkeitstrainings (z. B. zur Emotionsregulation, Kommunikation, Problemlösen).

Neben den drei Behandlungsmodulen umfasst die Behandlung in der Eingangsphase eine ausführliche Diagnostik der BES-Symptomatik sowie der damit ggf. einhergehenden komorbiden psychischen Störungen (vgl. Kapitel 3). Insbesondere wegen der körperlichen Begleitprobleme, die mit Adipositas einhergehen können, ist auch eine *medizinische Abklärung* etwaiger körperlicher Probleme empfehlenswert. Sofern die Indikation für eine Psychotherapie gegeben ist, erfolgt die Behandlung auf der Basis einer individuellen Fallkonzeption.

Des Weiteren werden zum Abschluss der Behandlung Interventionen zur Vorbereitung auf Rückfälle eingesetzt (z. B. Psychoedukation und kognitive Interventionen zur Bewertung von Rückfällen). Während der kognitiven Vorbereitung sowie während der gesamten Psychotherapie setzt der Therapeut Strategien der Gesprächsführung ein, die sich bei ambivalenter Therapiemotivation bewährt haben. Wir beginnen mit der Beschreibung der Gesprächsführung.

4.1 Therapeutische Gesprächsführung

Gesprächsführung bei ambivalenter Änderungsmotivation

Wie bereits beim diagnostischen Vorgehen beschrieben, orientieren wir uns bei der therapeutischen Gesprächsführung an *Strategien der systemimmanten Gesprächsführung* (Fiegenbaum et al., 1992). Während der gesamten Therapie berücksichtigt der Therapeut bei seiner Gesprächsführung, dass Patienten mit BES in der Regel eine ambivalente Änderungsmotivation mitbringen (z. B. die Essanfälle verändern wollen, sich aber nicht im Essverhalten einschränken müssen). Patienten mit einer ambivalenten Änderungsmotivation reagieren häufig mit sogenanntem Widerstand oder Reaktanz, wenn sie sich zu Verhaltensänderungen, z. B. in Bezug auf den Essstil, gedrängt fühlen. Der Therapeut sollte immer wieder deutlich machen, dass letztendlich die Patienten selbst für ihren Therapieerfolg und für das Tempo der Veränderungen verantwortlich sind. Entsprechend der

Reaktanztheorie ist zu erwarten, dass Patienten ihre Überzeugungen und Ziele umso mehr verteidigen werden, je stärker sie sich vom Therapeuten zu einer Einstellungs- bzw. Verhaltensänderung gedrängt fühlen. Das heißt, je stärker der Therapeut die Patienten argumentativ zu überzeugen versucht, desto mehr werden Patienten ihre Denk- und Verhaltensweisen zu verteidigen versuchen.

Gedanken, Gefühle, Ziele des Patienten ernst nehmen

Dieser sogenannte *Widerstand* der Patienten kann konstruktiv aufgelöst werden, wenn der Therapeut die Gedanken, Gefühle, Ziele etc. der Patienten ernst nimmt, seine eigene Position relativiert und deutlich macht, dass er die Sichtweise des Patienten respektiert und dass er akzeptiert, wenn sich der Patient dafür entscheidet, sich nicht zu verändern. Gleichzeitig werden *Informationen zu möglichen therapeutischen Interventionen* vermittelt, die bei anderen Patienten wirksam waren, ohne diese Interventionen dem jeweiligen Patienten zu sehr nahezulegen. Dadurch kann das Interesse der Patienten geweckt werden, die jeweilige Intervention zuzulassen oder aktiv anzuwenden, ohne dass er sich dazu gedrängt fühlen muss. Der Therapeut betont immer wieder die Selbstverantwortung des Patienten.

Beispiel: Motivierung des Patienten, eine therapeutische Intervention auszuprobieren

Th.: Jedem anderen Patienten würde ich empfehlen, sich diesen negativen Gefühlen gegenüber dem eigenen Körper auszusetzen, sich also immer wieder genau anzuschauen und auszuhalten, was dann an Gefühlen kommt. Erfahrungsgemäß führt das dazu, dass sich eine entspanntere Haltung gegenüber der eigenen Figur und dem Körper ausbildet. Aber Sie sind sich ja ganz sicher, dass sich das bei Ihnen nicht lohnt, das auszuprobieren… Das hat dann auch keinen Sinn.

Pat.: Hundertprozentig sicher bin ich mir da natürlich auch nicht. Vielleicht habe ich auch ein wenig Angst davor…

Th.: Das ist verständlich, das ist ja auch eine schwere Übung. Ich würde Ihnen aber zutrauen, dass Sie diese schwere Übung auch schaffen, denn Sie haben viel Kraft; andererseits, wenn Sie sich eher sicher sind, wenn auch nicht 100%ig sicher sind, dass das bei Ihnen nichts nützt, dann sollten Sie damit auch keine Zeit vergeuden, das wäre der falsche Ansatz…

Pat.: Probieren könnte ich es ja mal…

Vorteile für Nichtänderung herausarbeiten

Auch konzentriert sich der Therapeut nicht nur auf Veränderungsziele, sondern betont stattdessen auch die Vorteile, wenn der Patient seine Probleme nicht verändert. Dadurch muss der Patient nicht gegen Veränderung (die vom Therapeuten akzentuiert wird) argumentieren, und er gewinnt Entscheidungsfreiheit, sich klar zu werden, was er selbst möchte.

Beispielswesie könnte der Therapeut den Status-Quo auf folgende Weise akzentuieren:

„Es hat ja auch Vorteile, das Problem mit dem Essen gar nicht zu verändern. Sie leben damit ja nun schon seit acht Jahren, Sie kennen sich damit gut aus. Und Essen ist ja erstmal ein sehr guter Problemlöser! Sie essen und denken dann nicht mehr daran, dass sie eigentlich sehr gekränkt wurden, sehr wütend sind, sich wehren müssten. Sie werden ruhiger, müde und entspannt. Das funktioniert doch ganz gut. Warum sollten Sie das ändern?"

Verhaltensexperimente

Auch werden therapeutische Aufgaben als Verhaltensexperimente eingeführt, z. B. Expositionen gegenüber der Figur, ein veränderter Essstil, anhand derer die Patienten mit Unterstützung des Therapeuten Einflussmöglichkeiten auf die Wirkmechanismen ihrer Probleme erproben können. Indem therapeutische Aufgaben als Verhaltensexperimente vorgestellt werden, sind die Patienten häufig motivierter, auch stark negativ besetzte Änderungen (z. B. Veränderung des Essverhaltens in Richtung eines normalgesunden Essstils) auszuprobieren. Bei „lästigen" therapeutischen Aufgaben (z. B. das kontinuierliche Ausfüllen von Ernährungsprotokollen) nimmt der Therapeut mögliche Gefühle (z. B. Ärger) und Verhaltensweisen (z. B. die Protokolle rückwirkend für die gesamte Woche ausfüllen) vorweg und betont, dass es in der Hand des Patienten liegt, ob er die vorgeschlagenen Interventionen, die sich bei anderen Patienten mit einer ähnlichen Problematik bewährt haben, ausprobieren möchte oder nicht. Gleichzeitig zeigt der Therapeut die Vor- und Nachteile auf, wenn sich der Patient dafür entscheidet, die Interventionen nicht zu erproben. Wichtig ist hierbei, dass der Therapeut von diesem Konzept der Selbstverantwortung des Patienten für seinen Therapieerfolg als therapeutische Haltung überzeugt ist und dem Patienten damit auch authentisch vermitteln kann.

Betonung der Selbstverantwortung des Patienten

Hilfe zur Selbsthilfe

Typisch für diese Form der Gesprächsführung ist demnach die aktive Berücksichtigung der Ziele, Wünsche, Gefühle und Gedanken des Patienten im gesamten Therapieverlauf. Dies gilt auch für die Phase der allmählichen Beendigung der Therapie. Der Therapeut zieht gemeinsam mit dem Patienten Bilanz über die erreichten Therapieziele und über die ggf. noch erforderlichen therapeutischen Schritte. Entsprechend dem Grundkonzept der Verhaltenstherapie soll der Patient zu seinem eigenen Problemlöser werden und aktiv in den Prozess der Beendigung der Therapie einbezogen werden. Weitere Beispiele zur systemimmanenten Gesprächsführung für die Motivierung zu therapeutischen Aufgaben bei der Behandlung von Patienten mit Essstörungen finden sich bei Tuschen-Caffier und Florin (2012).

4.2 Kognitive Techniken zur Veränderung dysfunktionaler Gedanken und Gefühle

Suche nach alternativen Denkweisen

In allen drei Behandlungsmodulen der Therapie (Ernährungstherapie, Körperbildtherapie, Therapie dysfunktionaler Stressreaktionen) werden neben den jeweiligen verhaltensorientierten Interventionen auch kognitive Interventionen eingesetzt, um neue Sichtweisen anzuregen, negative Affekte zu verändern oder aushalten zu lernen, lösungsorientiertes Verhalten zu befördern sowie eine Klärung über Vor- und Nachteile von Verhaltensänderungen zu erzielen. Dazu werden verschiedene Methoden der kognitiven Therapie eingesetzt. Wichtig ist allerdings, dass es nicht darum geht, Gedanken bzw. Sichtweisen des Patienten sozusagen „umzuprogrammieren", wie manche kognitive Ansätze dies suggerieren bzw. häufig falsch verstanden werden. Stattdessen geht es darum, dass der Patient erkennen lernt, durch welche Sichtweisen bei ihm negative Gefühle sowie Symptome der BES ausgelöst oder verstärkt werden. Die Entscheidung, ob er diese Sichtweisen ändern möchte, liegt allein beim Patienten. Der Therapeut macht diese Eigenverantwortung des Patienten immer wieder deutlich; er hilft dem Patienten zwar dabei, auf die Suche nach alternativen Denkweisen und Interpretationen zu gehen sowie diese zu erproben, aber ob sich der Patient diese neuen Sichtweisen dauerhaft zu eigen machen möchte oder aber lieber bei den zwar selbstschädigenden, aber sehr vertrauten Denkmustern bleiben möchte, liegt allein in der Verantwortung und Entscheidungshoheit des Patienten.

Tagebücher. So wird z. B. mit Tagebüchern gearbeitet, die bereits in Kapitel 3.5.4 vorgestellt wurden. Während es in der diagnostischen Phase zunächst darum geht, dass sich der Patient systematisch in Bezug auf Gedanken, Gefühle und mögliches Verhalten beobachtet, geht es bei der Behandlung darum, Zusammenhänge zwischen bestimmten Gedanken und Gefühlen mit Symptomen der BES herauszuarbeiten und sukzessive Änderungen zu ermöglichen (vgl. Abbildung 4).

Systemimmanente Gesprächsführung. Der Therapeut versetzt sich in das kognitiv-affektive System des Patienten und versucht durch seine Interventionen kognitiv-affektive Ambivalenzen des Patienten gegenüber der Veränderung störungstypischer Themen herauszuarbeiten (z. B. Essanfälle aufgeben oder beibehalten) und den Patienten zu motivieren, sich über seine Änderungsziele klar zu werden sowie sich eigenverantwortlich für Änderung oder Nicht-Änderung zu entscheiden. Der folgende Dialog veranschaulicht dies beispielhaft.

Beispiel: Systemimmanente Gesprächsführung bei ambivalenter Änderungsmotivation

Pat.: Ich weiß nicht, ob ich die Essanfälle jemals loswerde, ich hatte letzte Woche wieder jeden Tag mindestens drei Essanfälle, obwohl ich mich ansonsten regelmäßig ernährt habe, also keine Mahlzeiten ausgelassen habe.

Th.: Sie haben also den Eindruck, dass das bei Ihnen nichts nützt mit dem regelmäßigen Essen, dass das also keinen Einfluss auf die Essanfälle hat.

Pat.: Ja, irgendwie schon.

Th.: Das kann ja auch sein, dass das bei Ihnen nicht der wichtigste Faktor ist. Was denken Sie denn, warum es zu den Essanfällen kam? Was ging den Essanfällen voraus?

Pat.: Hm, ich denke … ich glaube, es war so ein Frustessen. Ich fühlte mich die letzten Tage nicht gut, war angespannt und frustriert, weil einiges im Büro und zu Hause nicht so toll lief.

Th.: Und da war das Essen ein Tröster?

Pat.: Irgendwie schon, ich habe mich gar nicht gefragt, ob ich essen soll oder nicht. Es war klar, dass ich mich nur durch Essen von all dem ablenken kann.

Th.: Das funktioniert ja auch gut. Essen ist ein schnell verfügbarer Tröster. Warum sollten Sie das also ändern?

Pat.: Das habe ich mir auch gesagt … es ist so einfach, man muss sich nicht anstrengen.

Th.: Eben. Warum also sollten Sie das ändern? Sie haben diese Essanfälle schon seit sieben Jahren, Sie haben dadurch an Gewicht zugenommen, das ist einer der Nachteile, aber die Essanfälle sind doch sehr, sehr nützlich, oder?

Pat.: Ja, sicher, aber auf Dauer schade ich meiner Gesundheit.

Th.: Ja, vielleicht. Aber wenn Sie die Essanfälle nicht mehr einsetzen können, um schlechte Gefühle loszuwerden, ist das der Gesundheit ja auch nicht zuträglich.

Pat.: Das stimmt. Ich müsste also lernen, dass ich das anders hinbekomme.

Th.: Wollen Sie das denn lernen? Das ist ja erstmal ein mühsamer Prozess, sich neue Strategien anzugewöhnen, um mit unangenehmen Gefühlen umzugehen.

Pat.: Ich denke, es führt kein Weg daran vorbei, auch wenn das mühsam ist.

Patient sucht aktiv nach Gründen, die für Veränderung sprechen

Der Therapeut nimmt in dem Dialog bewusst die Haltung ein, die normalerweise der Patient innehat und die er verteidigen würde, wenn der Therapeut gute Gründe für die Veränderung der Symptome anführen würde. Somit hat der Patient die Möglichkeit, aktiv nach Gründen zu sichen, die ggf. doch für die Veränderung der Symptomatik sprechen.

Kognitives Rollenspiel. Zunächst werden Gedanken und Befürchtungen des Patienten genau erfragt (z. B. negative Einstellungen zu der eigenen Person im Zusammenhang mit dem Übergewicht). Dann werden die Rol-

Tagebuch: Neue Sichtweisen entwickeln und erproben

Sobald Sie *unangenehme Gefühle* bei sich wahrnehmen, versuchen Sie zu beschreiben, wie sich das anfühlt bzw. um welche Gefühle es sich handelt. Achten Sie auch auf damit einhergehende *Gedanken und Vorstellungsbilder* und beschreiben Sie die *Situation*, die möglicherweise die Gefühle, Gedanken und inneren Bilder ausgelöst hat. Beschreiben Sie auch, welche *Folgen* die Gefühle und Gedanken nach sich ziehen, z. B. in Bezug auf Ihr *Verhalten* oder auch auf andere Gefühle.

Versuchen Sie, eine andere Sichtweise bzw. Bewertung für die konkrete Situation und die damit verbundenen Gedanken und Gefühle zu entwickeln. Was würde z. B. eine Person, die Sie sehr schätzen, über diese Situation denken? Wie würde sie sich verhalten?

Datum/ Uhrzeit	Situation	Gefühl	Gedanken oder innere Bilder	Folgen	Alternative Sichtweise bzw. Strategie
23.02.2015 20.00 Uhr	Konflikt mit meinem Mann; er wirft mir vor, dass ich unzuverlässig bin, z. B. zu oft später von der Arbeit nach Hause komme, als angekündigt	fühle mich aufgewühlt, angespannt, auch verärgert	Er nimmt mich nicht ernst; mein Beruf ist genauso wichtig wie sein Beruf. Vielleicht hat er aber doch Recht mit seinen Vorwürfen	Ich will nicht mehr daran denken, aber die Gedanken an den Streit kommen immer wieder. Ich fühle mich schlecht, habe Schuldgefühle. Ich esse.	Ich lasse die Gedanken zu, das halte ich aus. Scham, Zweifel, Wut, das ist nicht angenehm, aber das schaffe ich, ich lasse diese Gefühle zu, ich muss sie nicht schnell wegbekommen. Vielleicht waren wir beide zu aufgewühlt und haben beide zum Konflikt beigetragen. Ich werde meinen Mann darauf ansprechen, wir werden eine Lösung finden.

Abbildung 4: Beispiel für ein Tagebuch zum Aufbau neuer Sichtweisen (in Anlehnung an Beck et al., 1986)

len für den Therapeuten und den Patienten festgelegt. Zu Beginn ist es meistens einfacher, wenn der Patient die inneren Monologe bzw. Gedanken nachspielt, die ihm vertraut sind, während der Therapeut eine andere Sichtweise anbietet. Danach wird ein Rollenspiel mit umgekehrten Rollen durchgeführt.

Beispiel: Kognitives Rollenspiel zur Erprobung neuer Sichtweisen

Pat.: Ich bin viel zu dick und sehe hässlich aus, niemand kann mich wirklich gut leiden.

Th.: Was macht mich denn so sicher, dass mich niemand leiden kann? Vielleicht muss ich erstmal damit anfangen, mich selbst zu mögen.

Pat.: Aber wie soll ich mich mögen, bei dem Gewicht?

Th.: Warum sollte ich mich nicht mögen, nur weil ich einige Kilos mehr auf die Waage bringe als andere Menschen? Was gibt es denn an mir, das ich mögen könnte?

Pat.: Hm, das ist schwer … ich kann ganz humorvoll sein, das bringt auch andere zum Lachen.

Th.: Ja, Humor ist eine schöne Eigenschaft. Viele Menschen sind viel zu ernst. Andere zum Lachen bringen zu können, ist prima. Aber gibt es auch etwas an meinem Äußeren, das ich trotz des Gewichtes leiden kann?

Pat.: Hm, vielleicht mein Gesicht. Das sieht zwar rund und voll aus, aber auch irgendwie freundlich und zugewandt.

Th.: Das sind ja wieder ganz wichtige Eigenschaften: freundlich und zugewandt. Das ist doch sicher auch für andere Menschen ganz wichtig, dass ich ihnen freundlich und zugewandt begegne.

Klinischen Erfahrungen zufolge lassen sich Gedanken, Sichtweisen oder Werthaltungen nicht schnell und einfach umstrukturieren, sondern dies erfordert eine wiederholte Auseinandersetzung. Um unangemessenen Erwartungshaltungen an eine schnelle Änderung von Sichtweisen (z. B. gegenüber dem Körper bzw. der Figur) bzw. entsprechenden Erwartungsenttäuschungen vorzubeugen, sollte dies auch dem Patienten vermittelt werden. Es geht eher darum, immer wieder andere Sichtweisen zuzulassen und darauf zu achten, wie sich durch eine andere Sichtweise allmählich auch Gefühle und Verhaltenstendenzen mit verändern können. Aber dies geschieht erst nach und nach und erfordert wiederholte Auseinandersetzungen sowie wiederholtes Erproben.

4.3 Kognitiv-behaviorale Therapie des Essverhaltens

Normalisierung der Mahlzeitenstruktur

Das Modul zielt darauf ab, dass die Patienten regelmäßig einen normalgesunden Essstil hinsichtlich der Mahlzeitenstruktur (Frühstück, Mittagessen, Abendessen und zwei Zwischenmahlzeiten) sowie im Hinblick auf die Makronährstoffe (Kohlenhydrate, Eiweiß, Fett) und die Nahrungsmenge entwickeln. Demgegenüber hat das Modul nicht zum Ziel, durch die Ernährungsumstellung bei Patienten mit BES eine Gewichtsreduktion zu erreichen. Dennoch kann eine normalgesunde Ernährung dazu beitragen, dass die Patienten nicht weiter an Gewicht zunehmen.

Therapie der BES zielt nicht auf Gewichtsreduktion

Geht die BES allerdings mit ausgeprägter Adipositas einher, ist meistens auch eine Gewichtsreduktion indiziert. Auch können andere Maßnahmen als Psychotherapie nötig werden, z. B. medizinische Eingriffe zur Verkleinerung des Magens (siehe dazu die AWMF S3-Leitlinie zur Therapie der Adipositas, http://www.awmf.org/leitlinien/detail/ll/050–001.html).

Gewichtsreduktion kann ein Therapieziel bei der Behandlung der Adipositas sein

Wenn die BES mit ausgeprägter Adipositas einhergeht und somit eine Indikation sowohl für die Behandlung der BES als auch der Adipositas vorliegt, ist im Einzelfall abzuklären, welchen der beiden Problembereiche aufgrund der Schwere der Symptome und der gesundheitlichen Beeinträchtigungen der Vorrang bei der Abfolge der Behandlungen zu geben ist.

Wie in Kapitel 2 beschrieben, kann der Essstil der Patienten mit BES (z. B. Diäthalten, gezügelter Essstil, unausgewogene Zusammensetzung der Ernährung) Einfluss auf die Auslösung von Essanfällen haben. Damit die Patienten selbst verfolgen können, wie sie sich ernähren, führen sie nach Möglichkeit nicht nur zur Diagnostik, sondern auch während der Therapie ein Ernährungsprotokoll (vgl. „Marburger Ernährungsprotokoll“ im Anhang, S. 96). Diese Protokolle dienen zugleich auch der Rückmeldung an den Therapeuten und bilden eine wichtige Informationsquelle für weitere therapeutische Planungen. Allerdings ist das Ausfüllen der Bögen zeitaufwendig und es ist angesichts anderer Hausaufgaben jeweils abzuwägen, ob der Patient die Hausaufgaben auch regelmäßig leisten kann.

Weitere Ziele für dieses Behandlungsmodul sind, dass die Patienten lernen, ihre Hunger- und Sättigungssignale genauer wahrzunehmen und dass sie das Essen wieder als genußvoll erleben. Schließlich sollen sie lernen, gezielt mehr körperliche Bewegung in ihrem Alltag einzuplanen, weil auch dadurch positive Effekte auf das Essverhalten zu erwarten sind. Die Ziele werden durch verhaltensbezogene und kognitive Interventionen zu erreichen versucht.

4.3.1 Verhaltensbezogene Interventionen

Ernährungstraining. Vor dem Hintergrund des in der *Kognitiven Vorbereitung* vermittelten Modells erarbeitet der Therapeut erneut negative Konsequenzen eines wenig regelhaft ablaufenden Essstils, bei dem z. B. über den Tag hinweg einerseits zeitweise nichts gegessen, dann aber im Rahmen der Essanfälle viel zu schnell und zu viel gegessen wird; ebenso werden negative Konsequenzen herausgearbeitet, wenn über den gesamten Tag hinweg immer wieder gegessen wird.

Zusammensetzung und Menge der Mahlzeiten

Essbegleitung

Therapeut und Patient planen gemeinsam die *Zusammensetzung* und *Menge* der Nahrung und ggf. die Vorbereitung der Mahlzeiten für einen Tag. Auch hat es sich bewährt, zu Beginn der Therapie hin und wieder gemeinsam mit dem Patienten Mahlzeiten einzunehmen (Essbegleitung). Hilfreich ist, wenn eine Küche für therapeutische Zwecke zur Verfügung steht, sodass die mitgebrachte Nahrung gemeinsam zubereitet und gegessen werden kann. Alternativ kann auch eine Mahlzeit in einem Restaurant eingenommen werden. Der Therapeut gibt dem Patienten Feedback über die erwünschte Nahrungsmenge und Zusammensetzung der Mahlzeit. Auch erfolgen während des Essens kognitive Interventionen (vgl. Kapitel 4.3.2).

Drei Hauptmahlzeiten und zwei Zwischenmahlzeiten

Hinsichtlich der Mahlzeitenstruktur wird vereinbart, dass der Patient drei Hauptmahlzeiten und zwei Zwischenmahlzeiten zu sich nimmt. Ziel ist, dass das Essen regelhafter wird, z. B. dass möglichst nur zu den vereinbarten Tageszeiten gegessen wird. Bei der Erstellung des Tagesplanes werden sowohl gesundheitsbezogene als auch genussorientierte Aspekte berücksichtigt. Bei den gesundheitsbezogenen Aspekten zur Verteilung der Makronährstoffe werden die Empfehlungen der Deutschen Gesellschaft für gesunde Ernährung beachtet (www.dge.de) (> 50 % Kohlenhydrate, < 30 % Fett, ca. 10 % Eiweiß).

Genusstraining

Bei der Anleitung zu genussorientiertem Essen (Genusstraining) fordert der Therapeut den Patienten z. B. auf, während der Therapiesitzung eine Kleinigkeit (z. B. eine Praline) zu essen, und bittet den Patienten, zu beschreiben, was er schmeckt, wie das schmeckt, wonach es riecht. Der Patient zerkaut das Nahrungsmittel langsam im Mund und versucht, Worte dafür zu finden, wie das Gegessene schmeckt. Der Therapeut fordert auch auf, ein Nahrungsmittel recht schnell zu essen und den Unterschied im Vergleich zum langsamen Essen zu erspüren und zu beschreiben. Weitere Anregungen für ein Genusstraining finden sich zum Beispiel in der *Kleinen Schule des Genießens* (Koppenhöfer, 2004).

Bewegungstraining

Bewegungstraining. Die Patienten werden angeregt, ihr Körpergefühl positiv zu beeinflussen, indem sie sich regelmäßig bewegen (z. B. Treppensteigen anstelle von Aufzugfahren). Es geht dabei nicht um Sport, sondern um die regelmäßige Steigerung von Bewegung im Alltag (z. B. mit dem Fahrrad zur Arbeit fahren, sofern dies möglich ist).

4.3.2 Kognitive Interventionen

Kognitive Interventionen zur Förderung der Selbstregulation

Ergänzend zu den verhaltensbezogenen Interventionen (Ernährungstraining; Bewegungstraining) erarbeitet der Therapeut mit dem Patienten Gedanken, die für die Selbstregulation förderlich sind. So werden während der Mahlzeiten, die der Therapeut gemeinsam mit dem Patienten einnimmt oder die er im Nachhinein mit ihm bespricht, Kognitionen in Bezug auf das Essen herausgearbeitet, die für ein genuss- und gesundheitsorientiertes Essen hilfreich sind. Dies können z. B. folgende Selbstinstruktionen sein:

- „Ich konzentriere mich auf das, was ich gerade esse."
- „Ich achte darauf, wie das schmeckt, was ich gerade esse."
- „Nicht die Menge, sondern die Qualität der Nahrung und meine Achtsamkeit gegenüber dem Essen sind wichtig für den Genuss."

Auch werden positive Selbstverbalisationen aufgebaut, die es wahrscheinlicher werden lassen, dass die Patienten ihren Lebensstil in Richtung einer Reduktion sitzender Tätigkeiten zugunsten von regelmäßiger Bewegung verändern. Dies können z. B. Selbstverbalisationen wie die Folgenden sein:

- „Ich bin heute dreimal für jeweils 30 Minuten spazieren gegangen. Das ist toll."
- „Die frische Luft und die Bewegung tun mir gut."
- „Ich bin es mir wert, etwas für meine Gesundheit zu tun."
- „Ich habe eine lieb gewordene Gewohnheit geändert und bewege mich jetzt mehr. Ich bin stolz auf mich."

Es ist sinnvoll, die Patienten täglich protokollieren zu lassen, wann und wie lange sie sich aktiv bewegt haben. Ein solches Tagesprotokoll zur Bewegung dient der systematischen Selbstbeobachtung und Selbstverstärkung (vgl. Kapitel 4.2 zu weiteren kognitiven Interventionen).

4.4 Kognitiv-behaviorale Therapie von Körperbildproblemen

Entspannte Haltung gegenüber der Figur aufbauen

Zentrales Ziel der Körperbildtherapie ist, dass die Patienten ihre negativen Affekte (z. B. Anspannung, Ekel, Sorge um Figur und Gewicht) verändern und eine entspanntere Haltung gegegnüber ihrem Körper gewinnen. Die Patienten sollen ferner lernen, ihr Aussehen bzw. ihre Figur nicht einseitig im Sinne von Schlanksein oder Dicksein zu beurteilen, sondern ihre Beurteilungskriterien für Attraktivität zu erweitern (z. B. im Hinblick auf Ausdruckverhalten).

Beurteilungskriterien hinsichtlich körperlicher Attraktivität erweitern

Störungstypische Aufmerksamkeitsmuster verändern

Sie sollen ferner störungstypische Aufmerksamkeitsmuster, z. B. Wahrnehmungsverzerrungen im Sinne einer falschen Einschätzung der Körperweite, korrigieren. Wir gehen demnach davon aus, dass durch eine Körperbildtherapie anhand von Expositionen gegenüber Figur und Gewicht nicht nur auf Löschung und Habituation basierende Veränderungen initiiert werden, sondern dass stattdessen auch kognitive Prozesse, wie z. B. die Neubewertung des eigenen Aussehens, angestoßen werden, die mit affektiven und behavioralen Veränderungen einhergehen. Des Weiteren stellen ausschließlich kognitive Interventionen eine Alternative zur Expositionstherapie dar, die bei Patienten mit BES zu gleichwertigen Veränderungen führen. In der therapeutischen Praxis wenden wir beide Interventionsformen bei Patienten mit BES an. Neben der Effektivität ist für uns ein Kriterium, wie leicht eine therapeutische Methode für Therapeuten erlernbar ist. Nach unseren Erfahrungen in der postgradualen Psychotherapieausbildung ist die Körperbildexposition leichter für Therapeuten erlernbar als gezielte kognitive Interventionen zum Körperbild.

4.4.1 Exposition gegenüber der Figur

Im Rahmen der Expositionstherapie werden die Patienten in unserem Therapieansatz gebeten, sich wiederholt und langandauernd (d. h. in der Regel ca. 40 bis 60 Minuten) in einem Spiegel mit zwei Flügeln anzuschauen, der die Betrachtung des Körpers in seiner gesamten Größe erlaubt (vgl. Hilbert & Tuschen-Caffier, 2010; Tuschen-Caffier, 2005). Die Körperbildexpositon, unabhängig davon, in welcher Variante sie durchgeführt wird, kann grundsätzlich graduiert oder in Form von *flooding* durchgeführt werden. Beim graduierten Vorgehen beginnen die Übungen damit, dass die Patienten ihre Figur bzw. ihre körperliche Erscheinung im Spiegel betrachten, während sie zunächst ihre *Alltagskleidung* tragen (ca. 1 bis 2 Sitzungen). Im weiteren Verlauf der Übungen werden die Patienten angeleitet, ihre körperliche Erscheinung zu betrachten, während sie figurbetonte Kleidungsstücke bis hin zu einem Gymnastik-Anzug (oder Badeanzug) tragen. Der Therapeut lenkt durch gezielte Fragen die Aufmerksamkeit auf alle Körperpartien und fordert die Patienten auf, genau zu beschreiben, was sie sehen (vgl. „Leitfaden zur Figurexposition" im Anhang, S. 100).

Genügend Zeit für die Exposition einplanen

Bei jeder Übung wird darauf geachtet, dass die Exposition hinreichend lange erfolgt, sodass auch starke Gefühle (z. B. phobische Ängste, Ekelgefühle gegenüber dem Körper) aktiviert und allmählich verändert werden können. Hinsichtlich der zeitlichen Dauer orientiert sich der Therapeut an der Grundregel, dass die Übungen so lange durchgeführt werden, bis eine deutliche Reduktion der aktivierten Gefühle erkennbar ist. Anzeichen für starke Gefühlsreaktionen sind *negative Verbalreaktionen* („Ich sehe ja schrecklich aus"), *Vermeidungsreaktionen* (z. B. der Patient schaut immer nur kurz auf das Bild im Spiegel) oder eine *angespannte Mimik*. Wenn die Exposition hinreichend lange erfolgt, geht das Ausmaß an Anspannung oder an anderen negativen Gefühlen sichtbar zurück; meistens gelingt es dem Patienten, neben den negativen Äußerungen über seinen Körper, auch neutrale oder sogar positive Körpermerkmale zu beschreiben. Für die Beurteilung, ob die negativen Affekte gegenüber dem Körper in der jeweiligen Expositionssitzung hinreichend deutlich zurückgegangen sind, schätzt der Patient im Verlauf der Expositionen sein aktuelles Befinden wiederholt ein (z. B. von entspannt [0] bis hohes Ausmaß an Anspannung [100]). Erst wenn die Anspannung deutlich zurückgegangen ist, kann die jeweilige Expositionssitzung beendet werden. Meistens nimmt eine solche Sitzung zwischen 30 und 60 Minuten in Anspruch. Bei der Planung solcher Expositionen achtet der Therapeut darauf, dass genügend Zeit zur Verfügung steht, um die Expositionen bei Bedarf auch zeitlich auszudehnen. So hat es sich bewährt, für die Körperbildexpositionen eine Doppelstunde vorzusehen, damit genügend Zeit für die Besprechung der Erfahrungen sowie für kognitive Interventionen zur Veränderung dysfunktionaler Einstellungen und Gefühle gegenüber dem Körper zur Verfügung steht.

Die Figurexpositionen werden ferner zu verschiedenen Tageszeiten durchgeführt, um den Einfluss des Sättigungsgrades (z. B. vor und nach einer Mahlzeit) auf die Figurwahrnehmung und Figurbewertung zu berücksichtigen. Durch die intensive Exposition gegenüber dem eigenen Körper sollen physiologische Überreaktionen habituieren und neue Bewertungen aufgebaut sowie Veränderungen in den körperbezogenen Gefühlen erzielt werden. Zugleich werden unangemessene oder einseitig negative Bewertungen und Einstellungen gegenüber dem Körper bzw. gegenüber der Figur exploriert und im Anschluss an die Figurexpositionen durch Methoden der kognitiven Umstrukturierung verändert. Die Patienten werden z. B. angeleitet, eine genaue Betrachtung und ausgewogene Bewertung ihres Körpers bzw. ihrer Figur vorzunehmen, in der sowohl negative Aspekte akzeptiert als auch positive Merkmale angemessen berücksichtigt werden.

In der Regel vier bis sechs Expositionen

Um möglichst rasch Veränderungen herbeizuführen und Vermeidungsverhalten zu verhindern, werden die Expositionssitzungen zu Beginn der Therapie in möglichst kurzen zeitlichen Abständen aufeinander folgen. Im Durchschnitt sind für die Figurexpositionen mindestens vier bis sechs Sitzungen einzuplanen. Wenn die Expositionen im Sinne von *flooding* durchgeführt werden, können vier Sitzungen ausreichend sein. So hat sich in aktuellen Studien gezeigt, dass durch vier Expositionssitzungen im Sinne von *flooding* (also beginnend mit Körperbildexpositionen in einer den Körper betonenden Bekleidung, etwa ein Gymnastikanzug) deutliche Veränderungen im emotionalen Erleben gegenüber dem eigenen Körper bei Patienten mit bulimischen Essstörungen erzielt werden können (Trentowska, Bender & Tuschen-Caffier, 2013; Trentowska, Svaldi & Tuschen-Caffier, 2014). Von niederfrequenten Expositionen ist abzuraten, da dadurch eine Sensibilisierung hinsichtlich negativ empfundener Körperzonen und damit eine Verschlechterung der Körperbildproblematik möglich sein kann.

Geleitete Exposition

Wir führen die Körperbildexpositionen als *geleitete Expositionen* durch, d. h. der Therapeut leitet den Patienten durch seine Vorgaben immer wieder an, genau hinzuschauen und zu beschreiben, was er sieht. Zum Beispiel könnte er wie folgt mit den Expositionen beginnen:

- „Ich stelle mir gerade vor, ich wäre ein Maler und möchte aufgrund Ihrer Beschreibung ein Bild von Ihnen malen. Vielleicht beginnen wir mit dem Kopf ... und dort mit den Augen. Wie sehen Ihre Augen aus?"
- „Vielleicht schauen Sie mal genau in den Spiegel, gehen vielleicht noch ein wenig näher an den Spiegel und beschreiben Sie, wie Ihre Nase aussieht. Sieht man z. B. die Poren, ist die Nase eher spitz oder breit?"

Oder im weiteren Verlauf der Körperbildexposition:

- „Beschreiben Sie doch bitte, wie Ihre Brüste aussehen. Brüste können straff oder weich wirken, groß oder klein sein. Wie sehen Ihre Brüste aus?"

Der Therapeut achtet darauf, dass er weit genug entfernt vom Patienten steht, um den Prozess der Konfrontation mit dem eigenen Körper nicht durch die Präsenz des Therapeuten zu stören. Der Patient schaut in den Spiegel und wird von den Fragen des Therapeuten geleitet, ohne ihn zu sehen. Mit welchen Körperbereichen begonnen wird, hängt vom Einzelfall ab. Häufig sind Patienten mit der Diagnose einer BES mit ihrem Gesicht relativ zufrieden. Es bietet sich dann an, mit dem Kopf bzw. Gesicht zu beginnen und allmählich zu schwierigeren Körperbereichen überzugehen. Wichtig ist, dass der Patient bei der Figurexposition selbstverständlich auch Gefühle zum Ausdruck bringen darf (z. B. „Ich empfinde Ekel, wenn ich meinen Körper anschaue"). Der Therapeut macht deutlich, dass zu erwarten ist, dass durch die Übung negative Gefühle gegenüber dem Körper „wach" werden (aber nicht verursacht werden), dass negative Gefühle aber ein Zeichen dafür sind, dass die Übung wichtig ist und zu wirken beginnt. Der Therapeut erinnert immer wieder an das Therapierational: Nur durch ein wiederholtes Anschauen des Körpers und durch Unterlassen des Vermeidungsverhaltens können sich die Gefühle allmählich verändern und es können neue Sichtweisen und Gefühle gegenüber dem Körper entstehen. Der Therapeut leitet den Patienten dann an, weiterhin genau hinzuschauen und zu beschreiben, was er sieht und was möglicherweise die unangenehmen Gefühle ausgelöst hat. Der Therapeut gibt im Verlauf der Körperexpositionen zunehmend auch Feedback (z. B. „Sie beschreiben Ihre Oberschenkel als dick, unförmig und wabbelig. Ich kann das gar nicht mit dem in Einklang bringen, wie ich Sie sehe") und leitet den Patienten gezielt an, auch Körperbereiche zu beschreiben, mit denen der Patient relativ zufrieden ist.

Der Leitfaden zur Figurexposition mit möglichen Fragen bzw. Vorgaben des Therapeuten befindet sich im Anhang (vgl. S. 100–102). Er wurde in verschiedenen Forschungsprojekten unserer Arbeitsgruppen sowie in unseren psychotherapeutischen Ambulanzen an Patienten mit Bulimia Nervosa, BES sowie an Patienten mit atypischen bulimischen Essstörungen erprobt bzw. empirisch überprüft. Vor dem Hintergrund der Befunde kann geschlussfolgert werden, dass sich das Vorgehen der *geleiteten Exposition* bewährt hat. Allerdings ist darauf zu achten, dass der Therapeut nicht zu viele Fragen bzw. Vorgaben hintereinander schaltet, sodass nur eine oberflächliche, Vermeidungsverhalten fördernde Exposition möglich wird.

In neuerer Zeit haben sich darüber hinaus Hinweise ergeben, dass die *pure Exposition* (ohne Vorgaben und Fragen des Therapeuten) bei subklinischen Körperbildproblemen genauso wirksam sein kann, wie die geleitete Exposition (Moreno-Domínguez, Rodríguez-Ruiz, Fernández-Santaella, Jansen & Tuschen-Caffier, 2012). Bei diesem Vorgehen steht der Patient bei der Exposition vor dem Spiegel, ohne vom Therapeuten bei der Exposition angeleitet zu werden. Der Therapeut ist zwar im Raum anwesend, äußert sich aber nicht bzw. fordert den Patienten bestenfalls auf, sich weiter anschauen. Nach erfolgter Exposition bespricht der Therapeut mit dem Patienten die gemachten Erfahrungen. Wenn weitere Studien zeigen sollten, dass diese Form der Exposition genauso wirksam ist wie die geleitete Exposition, wäre die *pure Exposition* vorzuziehen, da sie einfacher lehr- und lernbar ist. Erste, bisher nicht veröffentlichte Daten an Patienten mit Essstörungen sprechen dafür, dass die Methode vergleichbar effizient sein könnte, wie die geleitete Exposition.

Pure Exposition: keine Vorgaben durch den Therapeuten

4.4.2 Kognitive Interventionen

Ergänzend oder alternativ zu den Körperbildexpositionen können kognitive Interventionen eingesetzt werden (vgl. Kapitel 4.2). Zentrales Ziel ist, Gedanken oder Grundannahmen gegenüber der Figur bzw. dem eigenen Körpergewicht herauszuarbeiten und systematisch den Realitätsgehalt zu überprüfen. Da Abwertungen und Stigmatisierungen gegenüber Menschen mit Übergewicht bzw. Adipositas durchaus vorkommen, gilt es auch, sich von derartigen Abwertungen distanzieren zu lernen und eine eigene Haltung gegenüber dem Stellenwert des Körpergewichtes für die Bewertung des Erscheinungsbildes und des Wert als Person herauszuarbeiten.

Sich von Stigmatisierungen distanzieren lernen

4.5 Kognitiv-behaviorale Therapie dysfunktionaler Stressreaktionen

In Kapitel 2 wurden vor dem Hintergrund aktueller Forschungsbefunde Stressoren sowie interne Faktoren (z. B. Dysregulation von Emotionen) benannt, die dazu beitragen können, dass sich ein Patient mit BES als belastet erlebt und Essanfälle im Kontext von Stresserleben wahrscheinlicher werden.

Bei der Therapie dysfunktionaler Stressreaktionen lernen die Patienten zum einen, Stressreaktionen auszuhalten, ohne zu essen. Zum anderen werden sie durch den Aufbau entsprechender Fertigkeiten (z. B. bzgl. Affektregulation, Kommunikation, Problemlösen) und durch Veränderungen in der Wahrnehmung und Interpretation von Belastungssituationen in die Lage versetzt werden, Probleme so zu lösen, dass Essanfälle als Problemlösestrategie überflüssig werden. Wir beginnen mit der Beschreibung des therapeutischen Vorgehens, das dem Ziel dient, die Patienten in die Lage zu versetzen, sich belastenden Situationen auszusetzen, ohne zu essen (cue exposure).

4.5.1 Reizkonfrontation mit Reaktionsverhinderung

Nahrungsmittel sehen, riechen, schmecken, ohne sie zu essen

Bereits der Anblick von Nahrungsmitteln kann für Patienten mit BES Stressreaktionen auslösen, da sie sich dem Sog der Nahrungsmittel nicht entziehen können und wiederholte Lernerfahrungen mit Essen im Zusammenhang mit Stress gemacht wurden, sodass von engen Assoziationen (zum Beispiel im Sinne des Konditionierungslernens) zwischen Essen und Stress auszugehen ist. Die Patienten sollen daher lernen, sich Nahrungsmitteln auszusetzen, ohne zu essen. Methode der Wahl ist hier die Reizkonfrontation mit Reaktionsverhinderung im Sinne des Vorgehens wie es von Jansen (2010) entwickelt und erprobt wurde. Bei diesem Vorgehen bringt der Patient Nahrungsmittel mit in die Therapie, die er besonders gerne und auch bevorzugt bei Essanfällen isst. Ähnlich wie bei anderen Expositionstherapien (z. B. bei Patienten mit Angststörungen) werden die Nahrungsmittel hierarchisiert nach dem Ausmaß, in dem sie das Essbedürfnis auslösen. Entsprechend dem Ansatz von Jansen setzen wir die Methode im Sinne von *flooding* ein: Der Patient wird von Beginn an mit vielen Nahrungsmitteln konfrontiert, die bei ihm ein besonders starkes Bedürfnis danach auslösen, diese Nahrungsmittel zu essen. Er wird systematisch angeleitet, daran zu *riechen*, ein wenig davon abzubeißen und zu *schmecken* sowie die Nahrungsmittel zu *beschreiben*. Kontinuierlich gibt er anhand einer visuellen Analogskala an, wie groß sein Bedürfnis ist, das Nahrungsmittel zu essen (zum Beispiel 0 = kein Essbedürfnis; 100 = sehr starkes Esssbedürfnis). Der Therapeut trägt die Werte in ein Koordinatensystem ein (y-Ache: Ausmaß des Bedürfnisses zu essen; x-Achse: Art der Konfrontation, welches Nahrungsmittel, welche Sinnesmodalität, welcher Messzeitpunkt; vgl. Abbildung 5). Allmählich lässt das Essbedürfnis nach und der Patient macht damit die Erfahrung, dass er den Nahrungsmitteln gegenüber nicht (mehr) ausgeliefert ist.

In der Regel ist für jede Übung dieser Art eine komplette Therapiestunde (50 Minuten) notwendig. Zu Beginn ist der Therapeut bei den Nahrungsmittelexpositionen anwesend. Der Therapeut trägt dafür Sorge, dass der Patient während der Expositionen keinen Essanfall hat. Die Wahrscheinlichkeit eines Essanfalls ist aufgrund der Instruktion, nur ganz wenig ab-

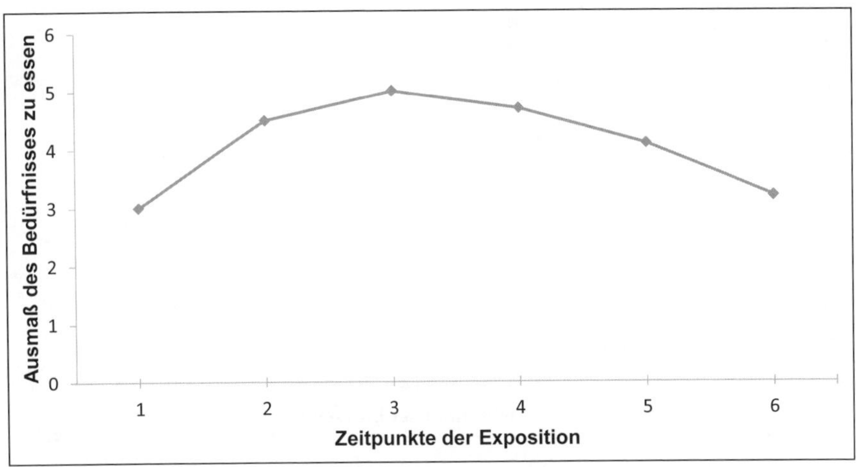

Abbildung 5: Exemplarischer Verlauf des Bedürfnisses zu essen bei wiederholter Nahrungsexposition

zubeißen sowie aufgrund der sozialen Kontrolle durch die Anwesenheit des Therapeuten sehr gering. Mit fortschreitender Therapie lernt der Patient, die Expositionen in Abwesenheit des Therapeuten durchzuführen. In der Regel ist dies bereits nach wenigen Sitzungen möglich (ca. nach der zweiten oder dritten Expositionssitzung). Es empfiehlt sich, die Selbstanwendung der Exposition schrittweise einzuführen. So kann der Patient die Expositionen zunächst allein durchführen, während sich der Therapeut im Nebenraum aufhält. Direkt im Anschluss an die Exposition findet ein therapeutisches Gespräch statt. Dann führt der Patient die Expositionen zu Hause durch, und auch in diesem Fall erhält er hinterher direkt ein therapeutisches Gespräch. Erst im weiteren Verlauf der Behandlung ist die direkte therapeutische Betreuung im Anschluss an die selbstgesteuerten Expositionen nicht mehr erforderlich.

Lernziel: Stress aushalten, ohne zu essen

Im nächsten Schritt soll der Patient des Weiteren lernen, in Stress- bzw. Belastungssituationen bei der Konfrontation mit Nahrungsmitteln dennoch nicht zu essen, sodass die Verbindung zwischen Stress und Essen allmählich gelöscht wird (vgl. Abbildung 6). Der Therapeut achtet darauf, genau jene Situationen herzustellen, die für den jeweiligen Patienten relevant sind. So können Gefühle der Langeweile dadurch induziert werden, dass sich der Patient längere Zeit in einem kargen, wenig ansprechenden Raum aufhält, in dem er keinerlei Ablenkungsmöglichkeiten hat. Ängste vor Leistungssituationen können durch die Vorgabe von Leistungsaufgaben (z. B. Reaktionszeitaufgaben, Intelligenztests) oder durch performanzbezogene Aufgaben im sozialen Bereich aktualisiert werden (z. B. in einem Seminar einen Vortrag halten, Videoaufzeichnungen von der eigenen Rede anschauen).

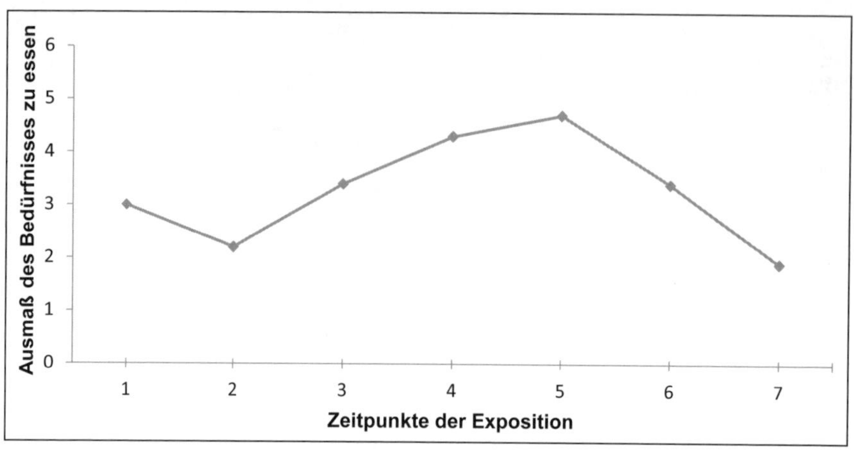

Abbildung 6: Exemplarischer Verlauf des Bedürfnisses zu essen bei kombinierter Nahrungsmittel- und Stressexposition

Ferner kann der Patient langandauernd und wiederholt mit seinen eigenen Gedanken und Selbstbewertungen konfrontiert werden; hierbei ist es empfehlenswert, von den Gedanken bzw. Selbstbewertungen zuvor eine Tonaufnahme anhand einer Kassette oder alternativ anhand der Aufnahmefunktion am Handy bzw. anhand eines Videos zu machen. Während und/oder nach der Bewältigung der Aufgaben wird der Patient zusätzlich mit den Nahrungsmitteln konfrontiert, die er normalerweise in bzw. nach Belastungssituationen isst. Er darf die Nahrungsmittel allerdings nicht essen, sondern nur daran riechen und kleine Bissen nehmen, um den Geschmack zu schmecken. Dies erlaubt die Erfahrung, dass sich psychophysiologische Stressreaktionen mit der Zeit auch von selbst verändern und Entspannung eintritt, ohne zu essen.

Die Indikation für Expositionen gegenüber Belastungssituationen bzw. den damit verbundenen negativen Gefühlen und Gedanken bei gleichzeitiger Nahrungsmittelexposition (mit Reaktionsverhinderung) ist gegeben bei *emotionalen Überreaktionen* (z. B. starke Ängste vor Leistungssituationen, obwohl der Patient die entsprechenden Fähigkeiten und Lernfertigkeiten hat), *nicht hinreichender Verarbeitung belastender Erlebnisse* (z. B. unterdrückte Trauerreaktionen) oder auch bei *mangelnder Toleranz gegenüber unangenehmen Gefühlen* (z. B. Wartesituationen oder Langeweile nicht aushalten können). In anderen Fällen, also wenn der Patient tatsächlich Defizite im Lösen der Anforderungssituationen hat, führt der Therapeut entsprechende Kompetenztrainings durch.

4.5.2 Aufbau von Kompetenzen zur Stressverarbeitung

Verfahren, die zum Aufbau von Fertigkeiten eingesetzt werden können (z. B. Kommunikations- und Problemlösetraining, soziales Kompetenztraining, Entspannungstraining) sind in der Literatur bereits gut beschrieben worden; wir verweisen an dieser Stelle lediglich auf ein aktuelles Buch von Heinrichs, Stächele und Domes (2015), in dem diagnostische Verfahren und Interventionen bei stressbezogenen psychischen Störungen ausführlich beschrieben werden.

Lernziel: Fertigkeiten zum Umgang mit Stress erwerben

Näher eingehen möchten wir des Weiteren auf eine Pilotstudie der Freiburger Arbeitsgruppe, in der ein Training zur Emotionsregulation bei Patienten mit BES in Form einer Gruppentherapie erprobt wurde (Svaldi, Trentowska, Bender, Naumann & Tuschen-Caffier, 2014). Das Training wurde in Anlehnung an die dialektisch-behaviorale Psychotherapie entwickelt und umfasst acht jeweils zweistündige Gruppensitzungen, die in wöchentlichem Abstand durchgeführt werden.

Zu Beginn der Therapie (Sitzungen 1 und 2) wurde mit den Patienten ein Modell für die Aufrechterhaltung der BES erarbeitet, das auf aufrechterhaltende Faktoren wie eine ungünstige Mahlzeitenstruktur und den Zusammenhang zwischen Stress und Essen bzw. negativen Emotionen und Essen fokussierte. So wurden z. B. anhand der Essprotokolle konkrete Verhaltensanalysen mit Fokus auf die den Essanfällen vorausgehenden Emotionen und Situationen entwickelt. Die Patienten wurden angeleitet, achtsames bzw. genussorientiertes Essen von wenig achtsamem Essen zu unterscheiden. Es wurden zudem Übungen zum achtsamen (genussorientierten) Essen anhand von Nahrungsmitteln durchgeführt, die die Patienten üblicherweise bei ihren Essanfällen verspeisen.

Sitzungen drei und vier fokussierten darauf, Gefühle beobachten und beschreiben zu lernen und die Funktion von Gefühlen besser zu erkennen. In den Sitzungen fünf und sechs wurden Strategien der Emotionsregulation vermittelt und mit Blick auf konkrete Verhaltensanalysen geübt (z. B. Achtsamkeit gegenüber sich selbst entwickeln, Gefühle aushalten lernen). Die siebte Sitzung zielte auf die Akzeptanz und Achtsamkeit gegenüber dem eigenen Körper ab.

In der letzten Sitzung standen zentrale Aspekte der erlernten neuen Fertigkeiten im Zentrum und es wurde ein Krisenplan entwickelt. Die Ergebnisse der Pilotstudie zeigen, dass die Patienten nach Abschluss des Gruppentrainings im Vergleich zur Wartezeit über eine geringere Anzahl an Essanfällen berichteten. Die Befunde sprechen grundsätzlich dafür, dass die Verbesserung der Strategien im Umgang mit Stress und Emotionen für die Behandlung der BES vielversprechend sein könnte.

Training im Umgang mit Emotionen hilfreich für die Behandlung der BES

4.6 Selbstmanagement und Vorbereitung auf Rückfälle

Durch die lösungsorientierte kognitiv-behaviorale Therapie sollen die Patienten Kompetenzen zur Selbstregulation erwerben, die sie bereits zwischen den therapeutischen Sitzungen eigenverantwortlich einsetzen und vertiefen lernen (z. B. anhand von Hausaufgaben zum Ernährungstraining [regelmäßige Mahlzeiten zu sich nehmen], oder Figurexpositionen zur Veränderung negativer Einstellungen und Affekte gegenüber dem Körper). Gegen Ende der Therapie finden die therapeutischen Sitzungen in zunehmend größerem zeitlichen Abstand statt (z. B. in zwei-, drei- oder vierwöchigem Abstand).

Der Therapeut bereitet den Patienten auf das Ende der Therapie vor, indem er z. B. mit ihm bilanziert, welche Ziele in der Therapie verfolgt und inwiefern die Ziele erreicht wurden. Er ermutigt den Patienten des Weiteren, an den noch nicht komplett erreichten Zielen eigenständig weiterzuarbeiten. Er weist auch auf Kompetenzen und Ressourcen des Patienten hin, die es wahrscheinlich machen, dass der Patient in Eigenregie erfolgreich an seinen Änderungszielen weiterarbeiten kann.

Auf Rückfälle vorbereiten

Gegen Ende der Therapie wird der Patient darauf vorbereitet, dass es auch nach erfolgreicher Therapie vorkommen kann, dass hin und wieder Essanfälle auftreten können. Der Therapeut entpathologisiert Rückfälle und leitet den Patienten an, Rückfälle als Chance zu begreifen, das in der Therapie Gelernte zu erproben.

4.7 Idealtypischer Ablauf einer kognitiv-behavioralen Therapie

Zusammenfassend umfasst der idealtypische Ablauf der kognitiv-behavioralen Therapie der BES die in Tabelle 4 zusammengestellten Behandlungsphasen. Ob alle Module der Therapie durchgeführt werden bzw. genau in der oben beschriebenen Reihenfolge durchgeführt werden, hängt von den individuellen Problemkonstellationen des Einzelfalls ab.

4.8 Andere Methoden

4.8.1 Interpersonelle Therapie

Fokussierung auf vier interpersonelle Problembereiche

Eine psychotherapeutische Methode, die sich bei der Behandlung der BES ebenfalls als wirksam erwiesen hat, ist die interpersonelle Therapie (IPT). In der IPT, die ursprünglich für die Behandlung von Depressionen entwickelt

Tabelle 4: Behandlungsphasen der kognitiv-behavioralen Therapie

1. Phase	- Aufbau der therapeutischen Beziehung - Diagnostik - Kognitive Vorbereitung	- Erstgespräch: Symptomatik explorieren, Aufbau der Beziehung, z. B. Verständnis signalisieren - Strukturierte Interviews, Fragebögen - Erarbeitung eines Erklärungs- und Veränderungsmodells der BES
2. Phase	Ernährungstherapie	- Psychoedukation über Ernährung, Mahlzeitenstruktur, Bewegung - Ernährungstraining, u. a. Essbegleitung - Kognitive Interventionen zu den Themen Ernährung, Bewegung, Genuss, Hunger und Sattheit - Bewegungstraining - Genusstraining
3. Phase	Körperbildtherapie	- Psychoedukation über Körperbildprobleme - Exposition gegenüber dem Körper bzw. der Figur - Kognitive Interventionen zur Förderung einer akzeptierenden Haltung in Bezug auf das eigene Gewicht und die Figur
4. Phase	Stress und Essen	- Psychoedukation zu Stress und Essen - Nahrungsmittelexposition mit Reaktionsverhinderung - Nahrungsmittelexposition und Stressexposition mit Reaktionsverhinderung - Aufbau von Kompetenzen zur Bewältigung von Stress (z. B. Problemlösefertigkeiten, Fertigkeiten zur Emotionsregulation, soziales Kompetenztraining)
5. Phase	Selbstmanagement	- Selbstbeobachtung und Anwendung der gelernten Fertigkeiten; Selbstverstärkung
6. Phase	Umgang mit Rückfällen	- Rückfälle als Anlass bewerten, das in der Therapie Gelernte anzuwenden; Gedanken zum Entkatastrophisieren des Rückfalls vergegenwärtigen

wurde, werden Essanfälle als Folge interpersoneller Störungen betrachtet. Im Therapieverlauf werden vier zentrale interpersonelle Problembereiche behandelt, nämlich interpersonelle Rollenkonflikte, Rollenübergänge bzw. -veränderungen, unverarbeitete Trauer und zwischenmenschliche Defizite. Im Kontext der Behandlung von Essstörungen geht es vor allem darum, interpersonelle Auslöser der Essstörungspathologie, also insbesondere der Essanfälle, zu identifizieren und zu verändern. Eingesetzt werden u. a. Techniken wie die gezielte Exploration von Zusammenhängen zwischen interpersonellen Problemen und der Essanfallspathologie, Kommunikationsanalysen, Anregungen zur Verhaltensmodifikation. Die Behandlungen sind Kurzzeitbehandlungen, in der Regel von 16 bis 20 Sitzungen, im Gruppen- oder Einzeltherapieformat (Hilbert, 2015).

4.8.2 Gewichtsreduktionsprogramme

Programme zur Gewichtsreduktion beinhalten in der Regel *Psychoedukation, diätetische Empfehlungen und Anregungen zur Steigerung der körperlichen Aktivität.* Diätetische Maßnahmen können auf eine moderate tägliche Kalorienzufuhr von etwa 1200 kcal abzielen oder es wird angeregt, die Nahrungszufuhr für eine bestimmte Zeitdauer auf höchstens 800 kcal pro Tag zu limitieren (Munsch & Hilbert, 2015). Nach der aktuellen S3-Leitlinie der Deutschen Adipositas Gesellschaft und anderer Fachgesellschaften (http://www.awmf.org/leitlinien/detail/ll/050–001.html) sollte in der Regel mindestens ein Engergiedefizit von 500 kcal pro Tag erzielt werden, wobei mit Blick auf die Nachhaltigkeit der Gewichtsreduktion nach Möglichkeit auch individuelle Faktoren einzubeziehen sind, die einer nachhaltigen Änderung des Lebensstils entgegen stehen bzw. förderlich dafür sein könnten. Zudem werden Informationen über eine gesunde Ernährung vermittelt, das Ernährungsverhalten und die körperliche Aktivität werden durch die Patienten beobachtet und mittels Verstärkerkontingenzen zu modifizieren versucht. In der Regel wird demnach eine Kombination aus Ernährungs-, Bewegungs- und Verhaltenstherapie durchgeführt (http://www.awmf.org/leitlinien/detail/ll/050–001.html). Ein reines Gewichtsreduktionsprogramm wird nach den S3-Behandlungsleitlinien zur BES für die Mehrzahl der Patienten mit BES als nicht ausreichende Behandlungsmethode angesehen.

4.8.3 Selbsthilfe

Es besteht auch die Möglichkeit, dass Patienten in Eigenregie (Selbsthilfe) die BES zu verändern versuchen. Dazu können sie verschiedene Strategien wählen, z. B. Bücher zur Behandlung der BES lesen, sich mit anderen Betroffenen in von Experten angeleiteten oder nicht angeleiteten Gruppen austauschen, Informationen aus dem Internet nutzen oder an internetbasierten Selbsthilfeangeboten teilnehmen, die ohne oder auch mit Therapeutenanleitung angeboten werden. Die Formate der Selbsthilfe sind sehr heterogen; z. B. sind Selbsthilfeangebote, die entweder im „Face-to-face"-Kontakt oder per Internet von Experten angelehnt an evaluierte Behandlungsmanuale durchgeführt werden, einer Psychotherapie vermutlich sehr viel ähnlicher als Selbsthilfe ohne strukturierte Anleitung. Die wenigen Selbsthilfeansätze, die bisher systematisch evaluiert wurden, basieren überwiegend auf der Nutzung von Büchern mit manualisierten KVT-Methoden (Vocks et al., 2010).

4.9 Effektivität und Prognose

Bei der Behandlung von Patienten mit BES sind vorab komplexe Entscheidungen zum therapeutischen Vorgehen zu treffen, die störungsorientiertes Wissen, aber auch störungsübergreifende Kompetenzen (z. B. Kompetenzen im Umgang mit komorbiden psychischen Störungen) erfordern. Es ist hilfreich, wenn Behandler bei Fragen zur Indikation, Planung und Durchführung einer Psychotherapie der BES auf evidenzbasierte Empfehlungen oder zumindest – wenn empirische Evidenz fehlt – auf konsensual ermittelte Expertenmeinungen zurückgreifen können. Dieses Ziel verfolgen Behandlungsleitlinien. Seit 2010 gibt es, angepasst an das deutsche Versorgungssystem, eine Behandlungsleitlinie nach den Richtlinien der Arbeitsgemeinschaft der Wissenschaftlichen Medizinischen Gesellschaften (AWMF). Gleichwohl die BES erst 1994 im DSM-IV als Forschungsdiagnose und 2013 als eigenständige psychische Störung im DSM-5 berücksichtigt wurde, sie demnach insgesamt eine psychische Störung ohne lange Vorgeschichte in der Forschung ist, waren bereits für die Erstellung einer Metaanalyse zur Therapie der BES genügend Studien vorhanden (Vocks et al., 2010), die die Basis für die Behandlungsempfehlungen innerhalb der S3-Leitlinie gebildet hat.

Die S3-Leitlinie zur Diagnostik und Behandlung von Essstörungen ist elektronisch als ausführliche Version und als Kurzversion (http://www.awmf.org/leitlinien/detail/ll/051–026.html; AWMF Register Nr. 051–026) sowie als Buch verfügbar (Herpertz et al., 2011). Einen kurzen Überblick über die wichtigsten Behandlungsempfehlungen geben zudem Tuschen-Caffier und Herpertz (2012). Im Folgenden werden wir u. a. auf die S3-Leitlinien zu Empfehlungen zu Interventionsstrategien und deren Wirksamkeit Bezug nehmen sowie weitere Befunde des aktuellen Forschungsstandes berücksichtigen.

Evidenzgrade versus Empfehlungsgrade

Vorab ist darauf hinzuweisen, dass innerhalb der AWMF-Behandlungsleitlinie *Evidenzgrade* und *Empfehlungsgrade* für Behandlungsstrategien und Behandlungsempfehlungen angegeben werden. Die Evidenzgrade gliedern sich in sechs verschiedene Abstufungen, wobei Ia die höchste Evidenz für eine Behandlungsstrategie angibt (Ia: Evidenz aus einer Metaanalyse mit mindestens drei randomisierten kontrollierten Studien) und der Evidenzgrad über Ib (mindestens eine randomisierte kontrollierte Studie), IIa (mindestens eine kontrollierte Studie *ohne* Randomisierung) und IIb (mindestens eine quasi-experimentelle, deskriptive Studie) immer geringer wird, um schließlich bei Evidenzgrad III (Fallstudien, Korrelationsstudien etc.)

und IV (Expertenmeinungen, klinische Erfahrung) wissenschaftlich betrachtet auf einem recht niedrigen Niveau anzukommen.

Der Grad der Evidenz hat u. a. Einfluss darauf, wie stark bzw. verbindlich Behandlungsempfehlungen formuliert werden. So ist eine „soll" (A)-Empfehlung eine recht starke Empfehlung, der in der klinischen Versorgung von Patienten mit Essstörungen in der Regel zu folgen ist. Eine „sollte" (B)-Empfehlung basiert auf gut durchgeführten Studien, in denen aber keine Randomisierung vorgenommen worden sein muss. Demgegenüber ist bei einer „kann" (0)-Empfehlung von einer deutlich geringeren Verbindlichkeit auszugehen: Die Empfehlung entspricht lediglich Expertenmeinungen mit Evidenzgrad IV oder die Empfehlung ist zwar empiriegestützt, aber es gibt keine Studien, die als direkter empirischer Beleg für die Empfehlung herangezogen werden können. Stattdessen wird die Empfehlung extrapoliert aus Studienbefunden mit Evidenzgraden IIa, IIb oder III, die zu einer ähnlichen Thematik durchgeführt wurden. Ein Empfehlungsgrad im Sinne eines sogenannten *Klinischen Konsenspunktes* (KKP) ist des Weiteren eine Empfehlung, die nur auf der klinischen Erfahrung der Mitglieder der Leitliniengruppe basiert.

Zudem ist zu erwähnen, dass der Evidenzgrad einer Fragestellung bzw. Aussage nicht automatisch, z. B. im Sinne eines festgelegten Algorithmus, zu einer bestimmten Behandlungsempfehlung führt, sondern dass es Aufgabe der Expertengruppe ist, neben der Evidenzbasierung einer Aussage auch praktische Fragen – wie z. B. die Umsetzbarkeit eines Verfahrens innerhalb des Versorgungssystems – bei der Graduierung jeder Empfehlung zu berücksichtigen. Das kann dazu führen, dass trotz hoher Evidenzbasierung einer Aussage dennoch eine weniger starke Empfehlung gewählt wurde.

4.9.1 Kognitiv-behaviorale Therapie

Bisher wurde am häufigsten die *kognitiv-behaviorale Therapie (KVT)* als psychotherapeutisches Verfahren zur Behandlung der BES anhand von kontrollierten und randomisierten Studien (RCTs), dem Goldstandard der Psychotherapieforschung, evaluiert. So hat sich die Leitliniengruppe bei den Empfehlungen zur Psychotherapie insbesondere auf eine Metaanalyse bezogen (Vocks et al., 2010), in der bei den zentralen Analysen aufgrund der vorab definierten wissenschaftlichen Kriterien ausschließlich kognitiv-behaviorale Interventionsansätze (KVT) berücksichtigt werden konnten.

Die Dauer der KVT-Behandlungen variierte in den Studien zwischen zwölf und 30 Sitzungen. Als Hauptergebnis ergaben sich beim Vergleich der Post-Werte aus Interventions- und Kontrollgruppen im Hinblick auf die Reduktion der Essanfälle gute bis sehr gute Effektstärken von $d = .82$ bis $d = 1.04$. Dies entspricht dem *höchsten Evidenzgrad (Ia)* im Sinne der

AWMF-Leitlinie. Demgegenüber ließen sich keine Effekte nachweisen in Bezug auf die Gewichtsreduktion; diese war allerdings auch nicht zentrales Therapieziel der KVT der BES. Auf der Basis der vorliegenden Studienbefunde zur Wirksamkeit der KVT kommt die Leitliniengruppe zu der Empfehlung, dass eine kognitiv-behaviorale Therapie Patienten mit BES als Therapie der ersten Wahl angeboten werden soll (Empfehlungsgrad A).

Schnelles Ansprechen auf die Therapie ist ein guter Prädiktor für Therapieerfolg

In Bezug auf die Prognose der Wirksamkeit der KVT zeigt sich, dass das initial schnelle Ansprechen auf die KVT, d.h. eine mindestens 65%-ige Reduktion der Essanfallssymptomatik in den ersten vier Wochen der Behandlung, ein guter Prädiktor für höhere Remissionsraten nach Ende der Therapie ist (Hilbert, Hildebrandt, Agras, Wilfley & Wilson, 2015; Munsch et al., 2012). Ob dies auch auf der Ebene des Einzelfalls eine valide Prognose zum Verlauf der Therapie erlaubt, ist unklar. Aber aufgrund unserer klinischen Erfahrungen leiten wir daraus ab, dass bei einer sehr wenig erfolgreichen Anfangsphase reflektiert werden muss, ob ggf. ein Wechsel im Vorgehen oder im Behandlungssetting erforderlich ist (z.B. Erhöhung der Frequenz der Sitzungen, Abklärung, ob die zentralen Ziele des Patienten in der Therapie thematisiert werden, ggf. Indikation für eine stationäre oder tagesklinische Behandlung).

Merke:

Psychotherapie ist Methode der Wahl bei der Behandlung der BES. Innerhalb der psychotherapeutischen Verfahren und Methoden verfügt die KVT bisher über die sichersten Wirksamkeitsbelege bei erwachsenen Patienten mit BES; daher soll diese Therapie Patienten mit BES als *Therapie der ersten Wahl* angeboten werden (Empfehlungsgrad A; S3-Behandlungsleitlinien der AWMF).

4.9.2 Effektivität anderer Methoden

4.9.2.1 Interpersonelle Therapie

Die IPT erzielte in einer vergleichenden Therapiestudie im Rahmen einer 16-wöchigen Behandlung äquivalente Ergebnisse zur KVT in Bezug auf die Reduktion von Essanfällen und die Stabilisierung des Körpergewichts. In einer neueren Studie (Wilson et al., 2010) wurden drei Interventionsansätze miteinander verglichen: IPT (20 Sitzungen), ein behaviorales Gewichtsreduktionsprogramm (20 Sitzungen) und ein kognitiv-behaviorales Selbsthilfe-Programm (10 Sitzungen, in denen es vor allem darum ging, das jeweilige Rational für die Interventionen zu erklären). Die drei Interventionen wurden von Anleitern durchgeführt, die mit Bezug auf deren akademischen Abschluss wahrscheinlich über deutlich unterschiedliche

Kompetenzen verfügten: die IPT-Therapie wurde von Psychotherapeuten, das Gewichtsreduktionsprogramm von Trainern mit Masterabschluss und die KVT-Selbsthilfe-Anleitung von Trainern mit Bachelorabschluss durchgeführt. Nach Interventionsende zeigten alle drei Interventionen vergleichbar gute Effekte in Bezug auf die Reduktion der Essanfälle, aber bei der Interpretation ist zu berücksichtigen, dass sich die Inhalte, der Interventionsumfang und das formale Qualifikationsniveau der Therapeuten bzw. Trainer deutlich unterschieden.

KVT-Selbsthilfe und IPT durch Therapeuten vergleichbar effektiv

In Bezug auf die Nachhaltigkeit der Effekte zeigte sich allerdings beim Follow-up nach zwei Jahren, dass die IPT und die KVT-Selbsthilfe vergleichbar gut die Interventionserfolge halten konnten, während bei dem Gewichtsreduktionsprogramm eine signifikant stärkere Verschlechterung der Effekte eintrat. Einfluss auf den nachhaltigen Erfolg der Intervention hatten das Ausmaß der Essstörungspathologie und das Selbstwertgefühl: So war bei hoch ausgeprägter Essstörungspathologie und gleichzeitig niedrigem Selbstwertgefühl der Erfolg bei der IPT größer als bei der KVT-Selbsthilfe.

Aus den Ergebnissen kann allerdings nicht der Schluss gezogen werden, dass IPT bei schwer erkrankten Personen (hohe Essstörungspathologie und niedriges Selbstwertgefühl) bessere Ergebnisse erzielt als eine KVT; stattdessen ist daraus der Schluss zu ziehen, dass in diesen Fällen keine Indikation für ein Selbsthilfe-Programm vorliegt, selbst wenn es sich um ein KVT-basiertes Selbsthilfe-Programm handelt.

Insgesamt zeigen die Befunde, dass die KVT eine sehr effiziente Methode darstellt, da sie selbst bei minimaler Intervention (10 Termine, zumeist von einer nur 25-minütigen Dauer) und sogar durchgeführt von therapeutisch kaum erfahrenen Personen mit Bachelorabschluss insgesamt zu vergleichbaren Effekten führt wie die IPT mit 20 Therapiesitzungen, die von erfahreneren Psychotherapeuten durchgeführt wurden. Dass Selbsthilfe, auch wenn sie strukturiert nach KVT-Prinzipien erfolgt, bei schwerer Pathologie der Patienten nicht ausreicht, sondern dass in diesen Fällen eine therapeutische Unterstützung (entweder durch Therapeuten mit KVT- oder mit IPT-Kompetenz) erforderlich ist, erscheint plausibel und spricht weder gegen die KVT noch für eine höhere Wirksamkeit der IPT im Vergleich zur KVT.

Zusammenfassend ist festzuhalten, dass es bisher zwar einige vielversprechende Befunde zur Wirksamkeit der IPT gibt (Hilbert, 2015), dass bisher aber die *KVT Methode der Wahl bei der BES* ist, da sie bereits umfassender evaluiert wurde. Erste Hinweise zum Verlauf der BES vier Jahre nach Behandlung anhand einer KVT oder IPT deuten allerdings darauf hin, dass die beiden Methoden bei der BES vergleichbar effektiv sein könnten (Hilbert et al., 2012). Da der Zugang zu Therapeuten, die auf IPT bei BES spezialisiert sind, bisher aber nur eingeschränkt möglich ist, wurde in den Behandlungsleitlinien der KVT dennoch ein höherer Empfehlungsgrad gegeben (A) als der IPT (Empfehlungsgrad B).

4.9.2.2 Gewichtsreduktionsprogramme

Wenn die Reduktion des Körpergewichtes indiziert ist, Leitlinien der Adipositastherapie beachten

Die S3-Behandlungsleitlinien zur BES weisen darauf hin, dass aufgrund der vorliegenden Studienbefunde ein Programm, das ausschließlich mit dem Ziel der Gewichtsreduktion auf das Essverhalten abzielt, in den meisten Fällen nicht für die Behandlung der BES empfohlen werden kann. Die BES ist eine psychische Störung, bei der es im Rahmen eines Gesamtbehandlungsplanes in der Regel um mehr gehen muss, als um die Kontrolle bzw. Regulation des Körpergewichtes. Dennoch ist zu berücksichtigen, dass für viele Patienten mit BES die Reduktion des Körpergewichtes ein zentrales Therapieziel darstellt. Auch aus gesundheitlichen Gründen können wichtige Gründe dafür sprechen, das Körpergewicht zu reduzieren. Für ein Interventionsprogramm zur Reduktion des Körpergewichtes sind die Behandlungsleitlinien zur Adipositastherapie zu beachten.

Zudem gibt es durchaus Befunde, denen zufolge ein Gewichtsreduktionstraining im Vergleich zu einer kognitiv-behavioralen Therapie im Langzeitverlauf (6 Jahre) vergleichbare Effekte auf die Essstörungspathologie der BES haben kann (Munsch, Meyer & Biedert, 2012). Allerdings ist der Forschungsstand bezüglich einer nachhaltigen Reduktion des Körpergewichtes durch Gewichtsreduktionsprogramme insgesamt betrachtet wenig überzeugend (Munsch & Hilbert, 2015). Bei den durchgeführten Studien zeigen sich weltweit sehr ähnliche Verläufe: Im Prä-Post-Vergleich ergeben sich zumeist bedeutsame Gewichtsreduktionen, die auch zumindest über ein Jahr hinweg beibehalten werden können. Bei den weiteren Follow-up-Erhebungen zeigt sich aber ein kontinuierlicher Gewichtsanstieg, und im Langzeitverlauf (z. B. nach fünf Jahren) haben die meisten Personen mindestens das Baseline-Gewicht wieder erreicht (z. B. Bischoff et al., 2012).

Die gesundheitlichen Folgen für gravierende Ab- und Zunahmen im Körpergewicht sind nicht bekannt bzw. nicht hinreichend erforscht, sollten aber nach Ansicht von Experten berücksichtigt werden. Dem gegenüber zu stellen sind die bekannten Gesundheitsprobleme bei ausgeprägter Adipositas (z. B. Herz-Kreislauf-Probleme, Typ 2 Diabetes, Gelenkprobleme), die wiederum neben dem Leidensdruck der Patienten und deren Wunsch, abzunehmen, eine Indikation für ein moderates Gewichtsreduktionsprogramm oder bei schwerer Adipositas auch für chirurgische Maßnahmen sein können (AWMF S3-Leitlinie zur Therapie der Adipositas der Deutschen Adipositas Gesellschaft und anderer Fachgesellschaften, http://www.awmf.org/leitlinien/detail/ll/050–001.html).

4.9.2.3 Pharmakotherapie

Keine Indikation zur Pharmakotherapie bei BES

Eine medikamentöse Behandlung der BES erbringt neben der Psychotherapie keinen bedeutsamen zusätzlichen Effekt im Hinblick auf die BES-Symptomatik und nur geringe Effekte in Bezug auf die Adipositas bzw.

das Übergewicht (Vocks et al., 2010). Zudem ist in Deutschland derzeit kein Medikament für die Behandlung der BES-Symptomatik zugelassen. Nach den S3-Behandlungsleitlinien zur BES ergibt sich demnach keine Indikation für die Behandlung der BES durch Psychopharmaka. Werden Medikamente dennoch für die Behandlung der BES eingesetzt, handelt es sich um einen zulassungsüberschreitenden Gebrauch (sogenannter Off-Label-Use); darüber sind die Patienten aufzuklären.

Selbsthilfe kann hilfreich sein

Die wenigen bisher vorliegenden Studien zur Effektivität von Selbsthilfe basieren überwiegend auf Selbsthilfe durch Nutzung von Büchern mit manualisierten KVT-Methoden. Die Effekte sind vielversprechend, sodass nach den S3-Empfehlungen zur Behandlung der BES davon ausgegangen wird, dass die manualisierte, KVT-basierte Selbsthilfe bestimmten Patienten mit der Diagnose einer BES empfohlen werden kann (Empfehlungsgrad B). Zu denken ist z. B. an Patienten ohne Komorbidität mit anderen psychischen Störungen oder ohne Faktoren, die einen schweren Verlauf der BES-Symptomatik kennzeichnen (z. B. vollkommen entgleistes Essverhalten). Zu denken ist auch an Patienten, für die eine ambulante Therapie indiziert ist, die aber zunächst auf einen Therapieplatz warten müssen und anhand eines Selbsthilfemanuals die Wartezeit überbrücken bzw. bereits erste Änderungen selbst initiieren wollen. Auch kann dies für Patienten hilfreich sein, die aufgrund ihrer Wohnsituation (z. B. große räumliche Entfernung zu potenziellen Psychotherapeuten) Schwierigkeiten haben, eine Psychotherapie in Anspruch zu nehmen.

4.9.3 Behandlungssetting

Patienten mit BES können im Regelfall ambulant behandelt werden

Es gibt bisher keine Hinweise darauf, dass eine stationäre Therapie bei der BES zu besseren Effekten führt als eine ambulante Therapie. Da eine ambulante Therapie für den Transfer des Gelernten in den Alltag erfahrungsgemäß bessere Bedingungen bietet als eine stationäre Therapie, ist bei der BES daher zunächst an eine ambulante Therapie zu denken. Die Expertengruppe, die die S3-Leitlinien zur Diagnostik und Behandlung von Essstörungen entwickelt hat, gibt zu der Frage des Behandlungssettings auf der Basis klinischer Erfahrungen (KKP) Kriterien an, die im Einzelfall dennoch für eine stationäre Behandlung sprechen können (z. B. ausgeprägte psychische Komorbidität, hohes Ausmaß an Adipositas-assoziierten somatischen Störungen). Die Indikationskriterien für eine stationäre Therapie sind allerdings wissenschaftlich bisher nicht belegt, sondern beruhen lediglich auf der Einschätzung der Expertengruppe. Die Effektivität der Psychotherapie im Sinne der KVT, die anhand von randomisierten kontrollierten Therapiestudien nachgewiesen wurde, wurde an Patienten mit der Diagnose einer BES überprüft, die überwiegend ambulant behandelt wurden.

5 Weiterführende Literatur

Deutsche Adipositas-Gesellschaft (DAG) e.V., Deutsche Diabetes Gesellschaft (DDG), Deutsche Gesellschaft für Ernährung (DGE) e.V., Deutsche Gesellschaft für Ernährungsmedizin (DGEM) e.V. (Hrsg.). (2014). *Interdisziplinäre Leitlinie der Qualität S3 zur „Prävention und Therapie der Adipositas“* (Registernummer 050/001, Klasse S3). Zugriff am 03.09.2015. Verfügbar unter http://www.awmf.org/leitlinien/detail/ll/050–001.html

Herpertz, S., Herpertz-Dahlmann, B., Fichter, M., Tuschen-Caffier, B. & Zeeck, A. (2011). *S3-Leitlinie. Diagnostik und Behandlung der Essstörungen.* Berlin: Springer.

Hilbert, A. & Tuschen-Caffier, B. (2010). *Essanfälle und Adipositas. Ein Manual zur kognitiv-behavioralen Therapie der Binge-Eating-Störung.* Göttingen: Hogrefe.

Munsch, S. & Hilbert, A. (2015). *Übergewicht und Adipositas* (Fortschritte der Psychotherapie, Bd. 60). Göttingen: Hogrefe.

Tuschen-Caffier, B. & Herpertz, S. (2012). Behandlung von Essstörungen: Welche Empfehlungen gibt die S3-Behandlungsleitlinie? *Verhaltenstherapie, 22*(3), 191–198.

6 Literatur

Agras, W.S., Crow, S., Mitchell, J.E., Halmi, K.A., & Bryson, S. (2009). A 4-year prospective study of eating disorder NOS compared with full eating disorder syndromes. *International Journal of Eating Disorders, 42* (6), 565–570. http://doi.org/10.1002/eat.20708

American Psychiatric Association (APA)/Falkai, P. et al. (2015). *Diagnostisches und Statistisches Manual Psychischer Störungen DSM-5®.* Göttingen: Hogrefe.

Beck, A.T., Rush, A.J., Shaw, B.F. & Emery, G. (1986). *Kognitive Therapie der Depression* (2. Aufl.). München: Urban & Schwarzenberg.

Bischoff, S.C., Damms-Machado, A., Betz, C., Herpertz, S., Legenbauer, T., Löw, T. et al. (2012). Multicenter evaluation of an interdisciplinary 52-week weight loss program for obesity with regard to body weight, comorbidities and quality of life – a prospective study. *International Journal of Obesity, 36*(4), 614–624. http://doi.org/10.1038/ijo.2011.107

Bonanno, G.A. & Burton, C.L. (2013). Regulatory flexibility: An individual differences perspective on coping and emotion regulation. *Perspectives on Psychological Science, 8*(6), 591–612. http://doi.org/10.1177/1745691613504116

Cachelin, F.M., Striegel-Moore, R.H., Elder, K.A., Pike, K.M., Wilfley, D.E. & Fairburn, C.G. (1999). Natural course of a community sample of women with binge eating disorder. *International Journal of Eating Disorders, 25*(1), 45–54. http://doi.org/10.1002/(SICI)1098-108X(199901)25:1<45::AID-EAT6>3.0.CO;2-3

Deutsche Adipositas-Gesellschaft (DAG) e.V., Deutsche Diabetes Gesellschaft (DDG), Deutsche Gesellschaft für Ernährung (DGE) e.V., Deutsche Gesellschaft für Ernährungsmedizin (DGEM) e.V. (Hrsg.). (2014). *Interdisziplinäre Leitlinie der Qualität S3 zur „Prävention und Therapie der Adipositas“ (Registernummer 050/001, Klasse S3).* Zugriff am 03.09.2015. Verfügbar unter http://www.awmf.org/leitlinien/detail/ll/050–001.html

Deutsche Gesellschaft für Psychosomatische Medizin und Psychotherapie (DGPM), Deutsches Kollegium für Psychosomatische Medizin (DKPM), Deutsche Ärztliche Gesellschaft für Verhaltenstherapie (DÄVT), Deutsche Gesellschaft für Kinder- und Jugendpsychiatrie, Psychosomatik und Psychotherapie (DGKJP), Deutsche Gesellschaft für Psychiatrie, Psychotherapie und Neurologie (DGPPN), Deutsche Gesellschaft für Psychologie (DGPs) & Deutsche Gesellschaft für Verhaltensmedizin und Verhaltensmodifikation (DGVM) (Hrsg.). (2010). *S3-Leitlinie. Diagnostik und Therapie der Essstörungen (Registernummer 051–026)*. Zugriff am 03.09.2015. Verfügbar unter http://www.awmf.org/leitlinien/detail/ll/051–026.html

de Zwaan, M., Herpertz, S., Zipfel, S., Tuschen-Caffier, B., Friederich, H.-C., Schmidt, F. et al. (2012). INTERBED: internet-based guided self-help for overweight and obese patients with full or subsyndromal binge eating disorder. A multicenter randomized controlled trial. *Trials, 13*, 220. http://doi.org/10.1186/1745-6215-13-220

Fairburn, C. G. & Beglin, S. J. (1994). Assessment of eating disorders: interview or self-report questionnaire? *International Journal of Eating Disorders, 16*(4), 363–370.

Fairburn, C. G. & Cooper, Z. (1993). The eating disorder examination. In C. G. Fairburn & G. T. Wilson (Eds.), *Binge eating: Nature, assessment and treatment* (S. 317–360). New York: Guilford.

Fairburn, C. G., Cooper, Z., Doll, H. A., Norman, P. & O'Connor, M. (2000). The natural course of Bulimia Nervosa and binge eating disorder in young women. *Archives of General Psychiatry, 57*(7), 659–665. http://doi.org/10.1001/archpsyc.57.7.659

Fairburn, C. G., Cooper, Z. & Shafran, R. (2003). Cognitive behaviour therapy for eating disorders: a "transdiagnostic" theory and treatment. *Behaviour Research and Therapy, 41*(5), 509–528. http://doi.org/10.1016/S0005-7967(02)00088-8

Fairburn, C. G., Doll, H. A., Welch, S. L., Hay, P. J., Davies, B. A. & O'Connor, M. E. (1998). Risk Factors for Binge Eating Disorder. *Archives of General Psychiatry, 55*(5), 425–432. http://doi.org/10.1001/archpsyc.55.5.425

Fichter, M. & Quadflieg, N. (1999). *Strukturiertes Inventar für Anorektische und Bulimische Eßstörungen nach DSM-IV und ICD-10 (SIAB)*. Göttingen: Hogrefe.

Fiegenbaum, W., Freitag, M. & Frank, B. (1992). Kognitive Vorbereitung auf Reizkonfrontationstherapien. In J. Margraf & J. C. Brengelmann (Hrsg.), *Die Therapeut-Patient-Beziehung in der Verhaltenstherapie* (S. 89–108). München: Röttger.

Grilo, C. M., Masheb, R. M. & White, M. A. (2010). Significance of overvaluation of shape/weight in binge-eating disorder: comparative study with overweight and Bulimia Nervosa. *Obesity, 18*(3), 499–504. http://doi.org/10.1038/oby.2009.280

Heinrichs, M., Stächele, T. & Domes, G. (2015). *Stress und Stressbewältigung* (Fortschritte der Psychotherapie, Bd. 58). Göttingen: Hogrefe.

Herman, C. P. & Polivy, J. (1984). A boundary model for the regulation of eating. In A. J. Stunkard & E. Stellar (Eds.), *Eating and its disorders* (pp. 141–156). New York: Raven.

Herpertz, S., Herpertz-Dahlmann, B., Fichter, M., Tuschen-Caffier, B. & Zeeck, A. (Hrsg.). (2011). *S3-Leitlinie Diagnostik und Behandlung der Essstörungen*. Heidelberg: Springer. http://doi.org/10.1007/978-3-642-21442-4

Hilbert, A. (2015). Andere Psychotherapieverfahren bei Essstörungen: Die Interpersonelle Psychotherapie. In S. Herpertz, M. de Zwaan & S. Zipfel (Hrsg.), *Handbuch der Essstörungen und Adipositas* (2. Auflage, S. 420–423). Berlin: Springer.

Hilbert, A., Bishop, M. E., Stein, R., Tanofsky-Kraff, M., Swenson, A. K., Welch, R. & Wilfley, D. (2012). Long-term efficacy of psychological treatments for binge eating disorder. *British Journal of Psychiatry, 200*(3), 232–237. http://doi.org/10.1192/bjp.bp.110.089664

Hilbert, A., Hildebrandt, T., Agras, W. S., Wilfley, D. E. & Wilson, G. T. (2015). Rapid response in psychological treatments for binge-eating disorder. *Journal of Consulting and Clinical Psychology, 83*(3), 649–654. http://doi.org/10.1037/ccp0000018

Hilbert, A., Pike, K.M., Goldschmidt, A.B., Wilfley, D.E., Fairburn, C.G., Dohm, F.A. et al. (2014). Risk factors across the eating disorders. *Psychiatry Research, 220*(1–2), 500–506. http://doi.org/10.1016/j.psychres.2014.05.054

Hilbert, A. & Tuschen-Caffier, B. (2004). Body image interventions in cognitive-behavioural therapy of binge-eating disorder: a component analysis. *Behaviour Research and Therapy, 42*(11), 1325–1339. http://doi.org/10.1016/j.brat.2003.09.001

Hilbert, A. & Tuschen-Caffier, B. (2016). *Eating Disorder Examination – deutschsprachige Übersetzung*. Münster: Verlag für Psychotherapie.

Hilbert, A. & Tuschen-Caffier, B. (2016a). *Eating Disorder Examination – Questionnaire. Deutschsprachige Übersetzung*. Münster: Verlag für Psychotherapie.

Hilbert, A. & Tuschen-Caffier, B. (2010). *Essanfälle und Adipositas: Ein Manual zur kognitiv-behavioralen Therapie der Binge-Eating-Störung*. Göttingen: Hogrefe.

Jansen, A. (2010). *Cue exposure and response prevention for obesity: The protocol*. Zugriff am 03.09.2015. Verfügbar unter http://www.eetonderzoek.nl/onderzoekers/anita_en.html

Kessler, R.C., Berglund, P.A., Chiu, W.T., Deitz, A.C., Hudson, J.I., Shahly, V. et al. (2013). The prevalence and correlates of binge eating disorder in the World Health Organization World Mental Health Surveys. *Biological Psychiatry, 73*(9), 904–914. http://doi.org/10.1016/j.biopsych.2012.11.020

Kittel, R., Brauhardt, A. & Hilbert, A. (2015). Cognitive and emotional functioning in BED: A systematic review. *International Journal of Eating Disorders, 48*(6), 535–554. http://doi.org/10.1002/eat.22419

Koppenhöfer, E. (2004). *Kleine Schule des Genießens: Ein verhaltenstherapeutisch orientierter Behandlungsansatz zum Aufbau positiven Erlebens und Handelns*. Lengenich: Pabst.

Kuikka, J., Tammela, L., Karhunen, L., Rissanen, A., Bergström, K., Naukkarinen, H. et al. (2001). Reduced serotonin transporter binding in binge eating women. *Psychopharmacology, 155*(3), 310–314. http://doi.org/10.1007/s002130100716

Moreno-Domínguez, S., Rodríguez-Ruiz, S., Fernández-Santaella, M.C., Jansen, A. & Tuschen-Caffier, B. (2012). Pure versus guided mirror exposure to reduce body dissatisfaction: a preliminary study with university women. *Body Image, 9*(2), 285–288. http://doi.org/10.1016/j.bodyim.2011.12.001

Munsch, S. & Hilbert, A. (2015). *Übergewicht und Adipositas* (Fortschritte der Psychotherapie, Bd. 60). Göttingen: Hogrefe. http://doi.org/10.1026/02566-000

Munsch, S., Meyer, A. & Biedert, E. (2012). Efficacy and predictors of long-term treatment success for cognitive-behavioral treatment and behavioral weight-loss-treatment in overweight individuals with binge eating disorder. *Behaviour Research and Therapy, 50*, 775–785. http://doi.org/10.1016/j.brat.2012.08.009

Naumann, E., Trentowska, M. & Svaldi, J. (2015). The effects of an implicit self-esteem manipulation on body dissatisfaction in binge eating disorder. *Journal of Experimental Psychopathology, 6*, 1–12.

Schienle, A., Schäfer, A., Hermann, A. & Vaitl, D. (2009). Binge-eating disorder: reward sensitivity and brain activation to images of food. *Biological Psychiatry, 65*(8), 654–661. http://doi.org/10.1016/j.biopsych.2008.09.028

Schneider, S. & Margraf, J. (2011). *DIPS. Diagnostisches Interview bei psychischen Störungen* (4. Aufl.). Heidelberg: Springer.

Stein, R.I., Kenardy, J., Wiseman, C.V, Dounchis, J.Z., Arnow, B.A. & Wilfley, D.E. (2007). What's driving the binge in binge eating disorder?: A prospective examination of precursors and consequences. *International Journal of Eating Disorders, 40*(3), 195–203. http://doi.org/10.1002/eat.20352

Stice, E., Marti, C. N. & Durant, S. (2011). Risk factors for onset of eating disorders: Evidence of multiple risk pathways from an 8-year prospective study. *Behaviour Research and Therapy, 49*, 622–627. http://doi.org/10.1016/j.brat.2011.06.009

Stice, E., Presnell, K. & Spangler, D. (2002). Risk factors for binge eating onset in adolescent girls: A 2-year prospective investigation. *Health Psychology, 21*(2), 131–138. http://doi.org/10.1037/0278-6133.21.2.131

Svaldi, J., Ababneh, M., Trentowska, M. & Tuschen-Caffier, B. (2011). Overgeneral memory in binge eating disorder is linked to binge frequency. *Journal of Experimental Psychopathology, 2*(1), 77–92. http://doi.org/10.5127/jep.007310

Svaldi, J., Caffier, D. & Tuschen-Caffier, B. (2011). Attention to ugly body parts is increased in women with binge eating disorder. *Psychotherapy and Psychosomatics, 80*(3), 186–188. http://doi.org/10.1159/000317538

Svaldi, J., Griepenstroh, J., Tuschen-Caffier, B. & Ehring, T. (2012). Emotion regulation deficits in eating disorders: a marker of eating pathology or general psychopathology? *Psychiatry Research, 197*(1–2), 103–111. http://doi.org/10.1016/j.psychres.2011.11.009

Svaldi, J., Trentowska, M., Bender, C., Naumann, E. & Tuschen-Caffier, B. (2014). Pilotstudie zur Effektivität eines Emotionsregulationstrainings bei Frauen mit Binge-Eating-Störung. *Zeitschrift für Psychiatrie, Psychologie und Psychotherapie, 62*(1), 19–26. http://doi.org/10.1024/1661-4747/a000174

Svaldi, J., Tuschen-Caffier, B., Peyk, P. & Blechert, J. (2010). Information processing of food pictures in binge eating disorder. *Appetite, 55*(3), 685–694. http://doi.org/10.1016/j.appet.2010.10.002

Svaldi, J., Tuschen-Caffier, B., Trentowska, M., Caffier, D. & Naumann, E. (2014). Differential caloric intake in overweight females with and without binge eating: effects of a laboratory-based emotion-regulation training. *Behaviour Research and Therapy, 56*, 39–46. http://doi.org/10.1016/j.brat.2014.02.008

Svaldi, J., Zimmermann, S. & Naumann, E. (2012). The impact of an implicit manipulation of self-esteem on body dissatisfaction. *Journal of Behavior Therapy and Experimental Psychiatry, 43*(1), 581–586. http://doi.org/10.1016/j.jbtep.2011.08.003

Trentowska, M., Bender, C. & Tuschen-Caffier, B. (2013). Mirror exposure in women with bulimic symptoms: How do thoughts and emotions change in body image treatment? *Behaviour Research and Therapy, 51*(1), 1–6. http://doi.org/10.1016/j.brat.2012.03.012

Trentowska, M., Svaldi, J. & Tuschen-Caffier, B. (2014). Efficacy of body exposure as treatment component for patients with eating disorders. *Journal of Behavior Therapy and Experimental Psychiatry, 45*(1), 178–185. http://doi.org/10.1016/j.jbtep.2013.09.010

Tuschen-Caffier, B. (2005). Konfrontation mit dem eigenen Körperbild. In H.-U. Wittchen & P. Neudeck (Hrsg.), *Konfrontationstherapie bei psychischen Störungen. Theorie und Praxis* (S. 227–248). Göttingen: Hogrefe.

Tuschen-Caffier, B. (2008). Essstörungen. In B. Röhrle, F. Caspar, P. Schlottke (Hrsg.), *Lehrbuch der klinisch-psychologischen Diagnostik* (S. 671–694). Stuttgart: Kohlhammer

Tuschen-Caffier, B. (2015). Körperbildstörungen. In S. Herpertz, M. de Zwaan & S. Zipfel (Hrsg.), *Handbuch der Essstörungen und Adipositas* (2. Auflage). Berlin: Springer.

Tuschen-Caffier, B. & Florin, I. (2012). *Teufelskreis Bulimie: Ein Manual zur psychologischen Therapie* (2. Auflage). Göttingen: Hogrefe.

Tuschen-Caffier, B. & Herpertz, S. (2012). Behandlung von Essstörungen: Welche Empfehlungen gibt die S3-Behandlungsleitlinie? *Verhaltenstherapie, 22*(3), 191–198. http://doi.org/10.1159/000342252

Tuschen-Caffier, B., Pook, M. & Frank, M. (2001). Evaluation of manual-based cognitive-behavioral therapy for Bulimia Nervosa in a service setting. *Behaviour Research and Therapy, 39*(3), 299–308. http://doi.org/10.1016/S0005-7967(00)00004-8

Tuschen-Caffier, B., Pook, M. & Hilbert, A. (2005). *Diagnostik von Essstörungen und Adipositas*. Göttingen: Hogrefe.

Vocks, S., Tuschen-Caffier, B., Pietrowsky, R., Rustenbach, S. J., Kersting, A. & Herpertz, S. (2010). Meta-analysis of the effectiveness of psychological and pharmacological treatments for binge eating disorder. *International Journal of Eating Disorders, 43*(3), 205–217.

Wilfley, D. E., Pike, K. M. & Striegel-Moore, R. H. (1997). Toward an integrated model of risk for binge eating disorder. *Journal of Gender, Culture, and Health, 2*, 1–32.

Wilson, G. T., Wilfley, D. E., Agras, W. S. & Bryson, S. W. (2010). Psychological treatments of binge eating disorder. *Archives of General Psychiatry, 67*(1), 94–101. http://doi.org/10.1001/archgenpsychiatry.2009.170

Wittchen, H.-U., Fydrich, T. & Zaudig, M. (1997). *SKID: Strukturiertes Klinisches Interview für DSM-IV*. Göttingen: Hogrefe.

Anhang

Anleitung zum Ausfüllen des Marburger Ernährungsprotokolls[1]	
Bitte machen Sie regelmäßig und zeitnah Ihre Angaben. Es hat sich gezeigt, dass man sich schon nach wenigen Stunden im Nachgang zum Essen nicht mehr genau an die Details erinnern kann. Für Ihre Therapie ist es wichtig, dass die Angaben möglichst genau sind. Bitte orientieren Sie sich bei Ihren Angaben an den folgenden Erklärungen zu der jeweiligen Bedeutung der Fragen:	
Wo?	Tragen Sie ein, wo Sie diese Mahlzeit eingenommen haben (z. B. beim Einkaufen, auf dem Heimweg, zu Hause am Küchentisch).
Mit wem?	Geben Sie an, mit wem Sie die Mahlzeit zu sich genommen haben (z. B. allein, mit Freunden, Arbeitskollegen).
Anfang bzw. Ende	Tragen Sie die Uhrzeit zu Beginn und Ende der Mahlzeit ein.
Hunger (0–7)	Schätzen Sie auf einer Skala von 0 bis 7 Ihr Hungergefühl vor der Mahlzeit ein. 0 bedeutet „nicht hungrig“, 7 bedeutet „sehr hungrig“.
Nahrungsmenge	Notieren Sie die jeweilige Menge der Nahrungsmittel und Getränke so genau wie möglich. Machen Sie Ihre Angaben z. B. in Stück, Gramm oder Liter.
Art der Nahrungsmittel/ Getränke	Schreiben Sie hier genau auf, welche Nahrungsmittel und Getränke Sie zu sich genommen haben.
Essanfall Ja/Nein	Tragen Sie hier ein, ob diese Mahlzeit für Sie ein Essanfall war oder nicht. Wenn ja, denken Sie bitte auch daran, das Essanfalls-Tagebuch auszufüllen.
Kontrollverlust	Schätzen Sie hier ein, wie stark Sie das Gefühl hatten, mit dem Essen aufhören zu können. 0 bedeutet „Gefühl der vollständigen Kontrolle“, 7 „extrem starkes Gefühl, die Kontrolle über das Essen zu verlieren“.
Angst zuzunehmen	Schätzen Sie auf einer Skala von 0 bis 7 Ihre Angst ein, bei dieser Mahlzeit zuzunehmen. 0 bedeutet „keine Angst zuzunehmen“, 7 „extreme Angst”.
Gegenmaßnahme(n): (z. B. Erbrechen, Sport)	Tragen Sie hier die Maßnahmen ein, die Sie ergriffen haben, um die aufgenommenen Kalorien wieder zu verringern (z. B. Gegenmaßnahmen).
Bitte bringen Sie die ausgefüllten Bögen regelmäßig mit in Ihre Therapie. Vielen Dank!	

1 aus Tuschen-Caffier und Florin (2012). Abdruck erfolgt mit Genehmigung.

Marburger Ernährungsprotokoll

Datum: ______________________ Wochentag: ______________________

Wo?	Mit wem?	Anfang/ Ende	Hunger/ (0–7)	Nahrungs-menge	Art der Nahrungsmittel/Getränke	Essanfall Ja/Nein	Kontroll-verlust (0–7)	Angst zuzu-nehmen (0–7)	Gegenmaßnahme(n): (z. B. Erbrechen, Sport)

Anleitung zum Führen des Essanfallstagebuchs

Liebe Patientin, lieber Patient,

das Protokoll über die Essanfälle dient dazu, einen genauen Eindruck davon zu bekommen, womit Ihre Essanfälle im Zusammenhang stehen. Nur so kann die Behandlung optimal auf Ihre Problemlage abgestimmt werden. Essanfälle können zum Beispiel im Zusammenhang mit negativen Gefühlen stehen bzw. negative Gefühle können den Essanfällen vorausgehen. Für die Therapieplanung ist wichtig, ob sich bestimmte Muster ergeben, also ob bestimmte Gefühle wie Traurigkeit, innere Anspannung, Ärger oder Angst systematisch den Essanfällen vorausgehen. Sie können durch ein Kreuz auf der Skala von 0 bis 7 jeweils angeben, ob ein bestimmtes Gefühl einem bestimmten Essanfall voraus gingen. Zusätzlich können Sie in eigenen Worten ein Gefühl benennen, das in der Aufzählung nicht vorkommt, aber das vielleicht für die konkrete Situation Ihr Gefühl besser beschreibt.

Negative Gefühle stehen häufig – aber nicht immer – mit Ereignissen im Zusammenhang, die das Gefühl ausgelöst haben. Das können z. B. Erlebnisse sein wie ein Streit in der Familie, zu viele zu erledigende Aufgaben über den Tag hinweg oder eine Prüfungssituation. Bitte geben Sie an, welches Ereignis im konkreten Fall bei Ihnen einen Essanfall ausgelöst haben könnte. Wenn es kein konkretes Ereignis gab, dann machen Sie dies entsprechend deutlich (z. B.: *„Es gab kein konkretes Ereignis“*).

Manchmal gehen den Essanfällen auch konkrete Gedanken voraus, wie z. B. Erinnerungen an negative Ereignisse, Sorgen (z. B. um die Figur, um die eigene Zukunft, die Gesundheit), oder Selbsteinschätzungen, dass man ohne das Essen ein Problem nicht lösen kann usw.; bitte beobachten Sie Ihre Gedanken und machen Sie jeweils Angaben dazu, ob es bestimmte Gedanken oder Vorstellungsbilder gibt, die den Essanfällen vorausgehen.

Für die Psychotherapie ist es auch wichtig zu wissen, ob bestimmte Gedanken während eines Essanfalls auftreten (z. B. Gedanken wie *„Das tut gut. Das brauche ich jetzt“* oder *„Warum isst du schon wieder. Hör doch auf damit“*). Beobachten Sie möglichst Ihren Gedankenstrom auch während eines Essanfalls und machen Sie zeitnah nach dem Essanfall Ihre Angaben. Ebenso protokollieren Sie bitte Ihre Gedanken und Gefühle im Anschluss an einen Essanfall. Da Protokolle zu Gedanken und Gefühlen am aussagekräftigsten sind, wenn die Angaben möglichst zeitnah gemacht wurden, bitten wir Sie, dass Sie Ihre Angaben möglichst kurz nach einem Essanfall machen. Bringen Sie Ihre Aufzeichnungen regelmäßig mit in die Therapie.

Essanfallstagebuch

Datum: ________	Beginn des Essanfalls: __________ (Uhrzeit) Ende des Essanfalls: __________ (Uhrzeit)								
Gefühle vor dem Essanfall		gering ____________ stark							
	ängstlich	0	1	2	3	4	5	6	7
	traurig	0	1	2	3	4	5	6	7
	angespannt	0	1	2	3	4	5	6	7
	gut gelaunt	0	1	2	3	4	5	6	7
	ärgerlich	0	1	2	3	4	5	6	7
	beschämt	0	1	2	3	4	5	6	7
	müde	0	1	2	3	4	5	6	7
	anderes Gefühl (bitte benennen):	0	1	2	3	4	5	6	7
Auslösendes Ereignis für den Essanfall?									
Gedanken vor dem Essanfall?									
Gefühle *während* des Essanfalls?									
Gefühle nach dem Essanfall		gering ____________ stark							
	ängstlich	0	1	2	3	4	5	6	7
	traurig	0	1	2	3	4	5	6	7
	angespannt	0	1	2	3	4	5	6	7
	gut gelaunt	0	1	2	3	4	5	6	7
	ärgerlich	0	1	2	3	4	5	6	7
	beschämt	0	1	2	3	4	5	6	7
	müde	0	1	2	3	4	5	6	7
	anderes Gefühl (bitte benennen):	0	1	2	3	4	5	6	7
Gedanken nach dem Essanfall?									

Tagebuch zum Erkennen und Benennen negativer Gedanken und Gefühle
Sobald Sie *unangenehme Gefühle* bei sich wahrnehmen, versuchen Sie zu beschreiben, wie sich das anfühlt bzw. um welche Gefühle es sich handelt. Achten Sie auch auf damit einhergehende *Gedanken und Vorstellungsbilder* und beschreiben Sie die *Situation*, die möglicherweise die Gefühle, Gedanken und inneren Bilder ausgelöst hat. Beschreiben Sie auch, welche *Folgen* die Gefühle und Gedanken nach sich ziehen, z. B. in Bezug auf Ihr *Verhalten* oder auch auf andere Gefühle.

Datum/ Uhrzeit	**Situation**	**Gefühl**	**Gedanken, innere Bilder**	**Folgen**

Leitfaden zur Figurexposition

Um den Patienten zu helfen, ihren Körper möglichst detailliert und konkret zu beschreiben, macht der Therapeut Vorgaben zu den verschiedenen Körperbereichen. Die folgenden Beispiele können bei der Körperbildexposition hilfreich sein:

Erklärung des Rationals für die Figurexposition:

„Sie haben mir über ihre Schwierigkeiten berichtet, ihren Körper so anzunehmen wie er ist. Wir haben bereits vor Beginn der Therapie darüber gesprochen, dass eine sehr hilfreiche Methode darin besteht, sich wiederholt dem eigenen Körper gegenüber auszusetzen, den Blick nicht abzuwenden und alle Gefühle auszuhalten, die dann hochkommen. Das ist eine sehr anstrengende und aufwühlende Aufgabe, aber sie führt mit hoher Wahrscheinlichkeit dazu, dass Sie fortan eine entspanntere Haltung gegenüber ihrem Körper aufbauen und sich weniger stark vor sich selbst erschrecken.

Wir wollen heute mit diesen Übungen beginnen. Ich stelle mir gerade vor, ich könnte Sie nicht sehen, z. B. weil ich blind bin, und möchte mir aufgrund Ihrer Beschreibungen ein Bild von Ihnen machen. Lassen Sie uns mit jenem Körperteil anfangen, das für Sie am einfachsten zu beschreiben ist, was könnte das sein?“

Im weiteren Verlauf der Figurexposition kann der Therapeut die in der Tabelle beschriebenen Vorgaben nutzen. Der Leitfaden soll eine Hilfestellung bei der Figurexposition bieten; es wird kein Anspruch auf Vollständigkeit erhoben. Des Weiteren müssen auch nicht alle Vorgaben genutzt werden; vor allem bei Patienten, die ihr äußeres Erscheinungsbild sehr gut beschreiben können, kann sich der Therapeut auf wenige Vorgaben beschränken. Mit welchen Körperbereichen begonnen wird, hängt vom Einzelfall ab. Häufig sind Patienten mit der Diagnose einer BES mit ihrem Gesicht relativ zufrieden. Es bietet sich dann an, die Figurexposition mit dem Kopf bzw. Gesicht zu beginnen und allmählich zu schwierigeren Körperbereichen überzugehen.

Wichtig ist, dass die Patienten bei der Figurexposition auch Gefühle zum Ausdruck bringen dürfen (z. B. *„Ich empfinde Ekel, wenn ich meinen Körper anschaue“*). Der Therapeut macht deutlich, dass zu erwarten ist, dass durch die Übung negative Gefühle gegenüber dem Körper entstehen, dass negative Gefühle ein Zeichen dafür sind, dass die Übung wichtig ist und zu wirken beginnt. Der Therapeut gibt im Verlauf der Körperexpositionen zunehmend auch Feedback (z. B. *„Sie beschreiben Ihre Wangen als dick, unförmig und wabbelig. Ich kann das gar nicht mit dem in Einklang bringen, wie ich Sie sehe“*).

Um zu überprüfen, wie angespannt die Patienten im Verlauf der Exposition sind und ob sich im Verlauf der jeweiligen Exposition Änderungen in der Anspannung bzw. der negativen Affektivität zeigen, bittet der Therapeut die Patienten vor, nach und im Verlauf der Expositionen darum, ihre Anspannung bzw. ihre Stimmung einzuschätzen (z. B. 0 = gar nicht angespannt, 100 = sehr angespannt).

Zum Abschluss der Figurexposition bittet der Therapeut die Patienten, ihre Anspannung auf einer Skala (z. B. 0 = entspannt, 100 = sehr angespannt) einzuschätzen. Der Therapeut beendet die jeweilige Exposition, sobald ein deutlicher Rückgang der Anspannung erkennbar ist.

Bitte beschreiben Sie mir, wie Ihre Augen aussehen.
- Welche Farbe haben Ihre Augen?
- Welche Form haben Ihre Augen? Augen können oval, groß oder klein sein.
- Sind Ihre Wimpern lang? Sind sie dicht oder eher spärlich?

Bitte betrachten Sie jetzt Ihre Augenbrauen.
- Welche Farbe haben Ihre Augenbrauen?
- Augenbrauen können geschwungen oder eher wie ein gerader Strich aussehen. Wie sehen Ihre Augenbrauen aus?
- Sind Ihre Augenbrauen breit oder schmal?

Bitte richten Sie Ihren Blick jetzt auf Ihre Nase. Wie sieht Ihre Nase aus?
- Nasen können groß, klein, nach oben geschwungen oder nach unten gerichtet sein. Wie sieht Ihre Nase aus?
- Wie sieht Ihre Nase im Profil aus?
- Nicht selten haben Menschen im Bereich der Nase Mitesser, größere Poren, manchmal auch Pickel. Wie sieht Ihre Nase aus?

Bitte konzentrieren Sie sich jetzt auf Ihr Kinn.
- Ist Ihr Kinn im Profil konturenreich, z. B. vorstehend?
- Wie sieht Ihr Mund aus?
- Menschen haben volle Lippen oder schmale Lippen Wie sehen Ihre Lippen aus?
- Welche Farbe haben Ihre Lippen? Sind sie kräftig rot? Oder sehen die Lippen eher blass aus?

Bitte richten Sie jetzt Ihren Blick auf Ihre Ohren.
- Sind die Ohren von den Haaren bedeckt oder nicht?
- Sind die Ohrläppchen angewachsen oder nicht?
- Stehen die Ohren ab, liegen Sie dicht am Kopf an?

Wie sehen Ihre Wangen aus?
- Menschen können schmale oder breite Wangen haben, die Wangenknochen können sichtbar sein oder nicht. Wie sehen Ihre Wangen aus?

Wie sieht Ihre Gesichtshaut aus?
- Die Haut im Gesicht kann feinporig oder großporig sein? Der Teint kann hell bzw. blass aussehen. Es können Falten oder Grübchen im Gesicht erkennbar sein. Wie sieht Ihre Gesichtshaut aus? Ist Ihr Teint hell oder dunkel?

Bitte betrachten Sie jetzt Ihre Haare.
- Welche Farbe haben Ihre Haare, sind sie lang, kurz, gewellt oder glatt?

Bitte betrachten Sie jetzt Ihren Hals.
- Ein Hals kann dick oder dünn, faltig oder glatt, weich oder sehnig aussehen. Wie sieht Ihr Hals aus? Beschreiben Sie bitte was Sie sehen.

Wie sehen Ihre Schultern aus?
- Wirken Ihre Schultern schmal oder breit?
- Sind die Schultern nach vorn hängend oder wirken sie gerade? Wirken Ihre Schultern rund oder kantig?

Wie sieht Ihr Dekolleté aus?
- Wie sieht die Haut aus? Wie fühlt sich die Haut an, wenn Sie sie leicht mit den Fingern berühren?

Bitte richten Sie Ihren Blick nun auf Ihre Brüste.
- Empfinden Sie Ihre Brüste als groß oder klein, straff oder weich?

Wie sieht Ihre Taille aus?
- Ist Ihre Taille gut erkennbar oder nicht?

Lassen Sie Ihren Blick nun bitte zu Ihrer Hüfte wandern.
- Ist Ihre Hüfte schmal oder breit?
- Stehen Knochen hervor oder sind Fettpolster sichtbar?

Drehen Sie sich bitte zur Seite. Wie sieht Ihr Bauch im Profil aus?
- Ist Ihr Bauch flach? Ist er rund?
- Sind Konturen deutlich hervorgehoben?
- Fühlt sich der Bauch fest oder weich an?

Drehen Sie sich bitte mit dem Rücken zum Spiegel. Wie sieht Ihr Rücken aus?
- Ist er schmal oder breit?
- Sind Knochen oder Fettpolster sichtbar?
- Wie ist die Haltung Ihres Rückens?

Richten Sie Ihren Blick nun auf Ihren Po.
- Ein Po kann schmal oder breit sein. Wie sieht Ihr Po aus?
- Wie sieht Ihr Po von der Seite aus? Ist er flach oder rund?

Richten Sie Ihren Blick nun auf Ihre Oberschenkel.
- Oberschenkel können muskulös, weich, fest, schmal sein. Wie sehen Ihre Oberschenkel aus?
- Wie sieht die Haut an Ihren Oberschenkeln aus? Hell? Gebräunt? Sind Adern sichtbar?

Richten Sie Ihren Blick nun auf Ihre Unterschenkel.
- Unterschenkel können fest, muskulös oder weich sein, man kann ausgeprägte Waden haben. Wie sehen Ihre Unterschenkel aus?

Wie sehen Ihre Füße aus?
- Sind sie schmal oder breit, groß, klein?

Beschreiben Sie nun bitte Ihre Arme. Wie sehen Ihre Oberarme, wie sehen Ihre Unterarme aus?
- Oberarme oder Unterarme können muskulös, weich oder fest sein. Wie sehen Ihre Ober- und Unterarme aus?

Wie sehen Ihre Hände aus?
- Treten auf dem Handrücken Adern hervor oder sind Adern kaum sichtbar?
- Haben Sie kleine oder große Hände, schmale, breite, knochige oder weiche Hände?
- Ist die Haut Ihrer Hände faltig? Glatt? Hell? Gebräunt? Sind Leberflecken, Pigmentflecken oder Sommersprossen erkennbar?

Wie sehen Ihre Finger aus?
- Finger können lang, kurz, schmal, zierlich, breit, gepflegt oder ungepflegt aussehen. Wie sehen Ihre Finger aus?

Abschließende Einschätzung der Anspannung
- Zum Abschluss der Figurexposition bittet der Therapeut die Patienten, ihre Anspannung auf einer Skala (z. B. 0 = entspannt, 100 = sehr angespannt) einzuschätzen. Der Therapeut beendet die jeweilige Exposition, sobald ein deutlicher Rückgang der Anspannung erkennbar ist.